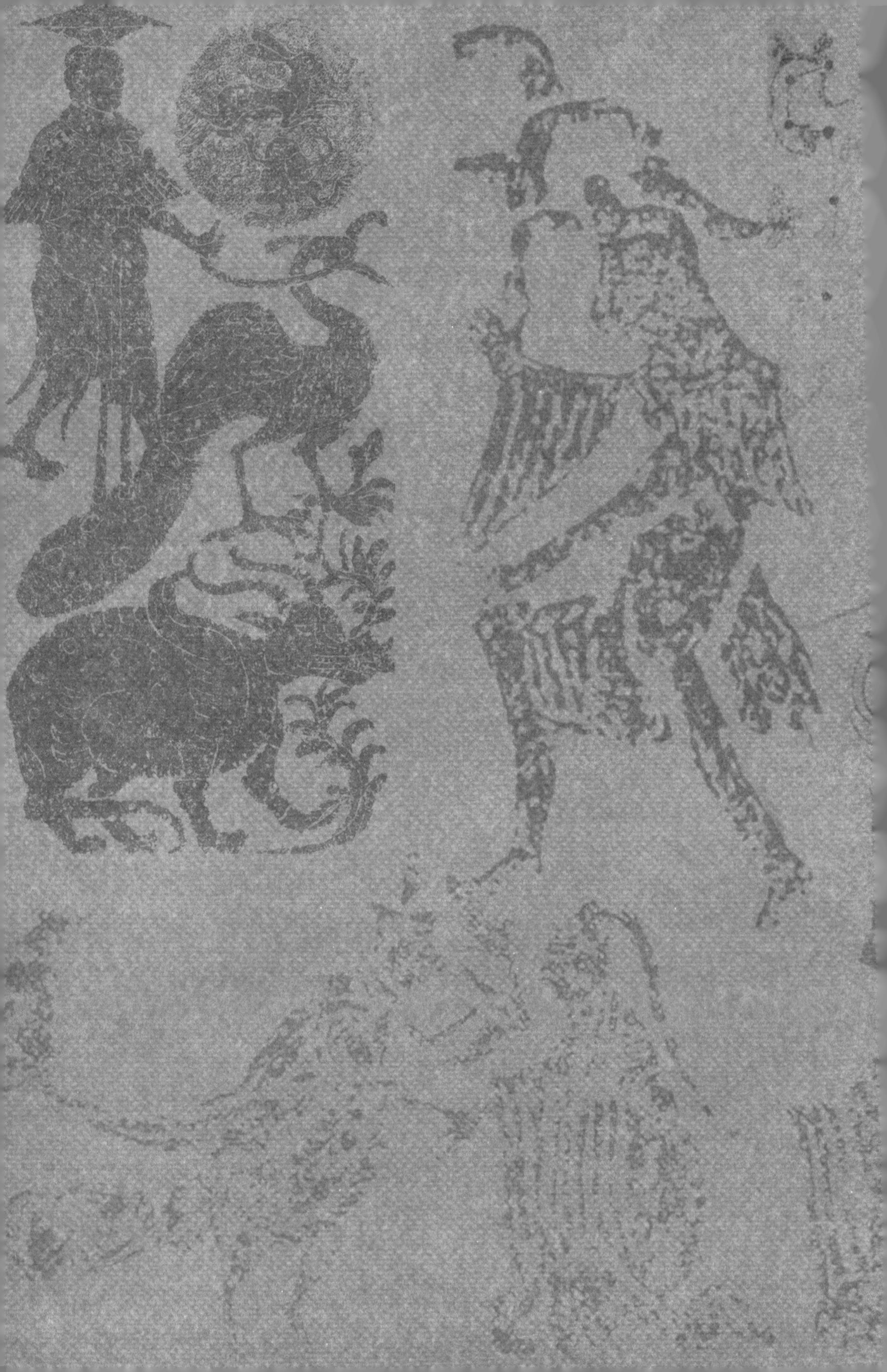

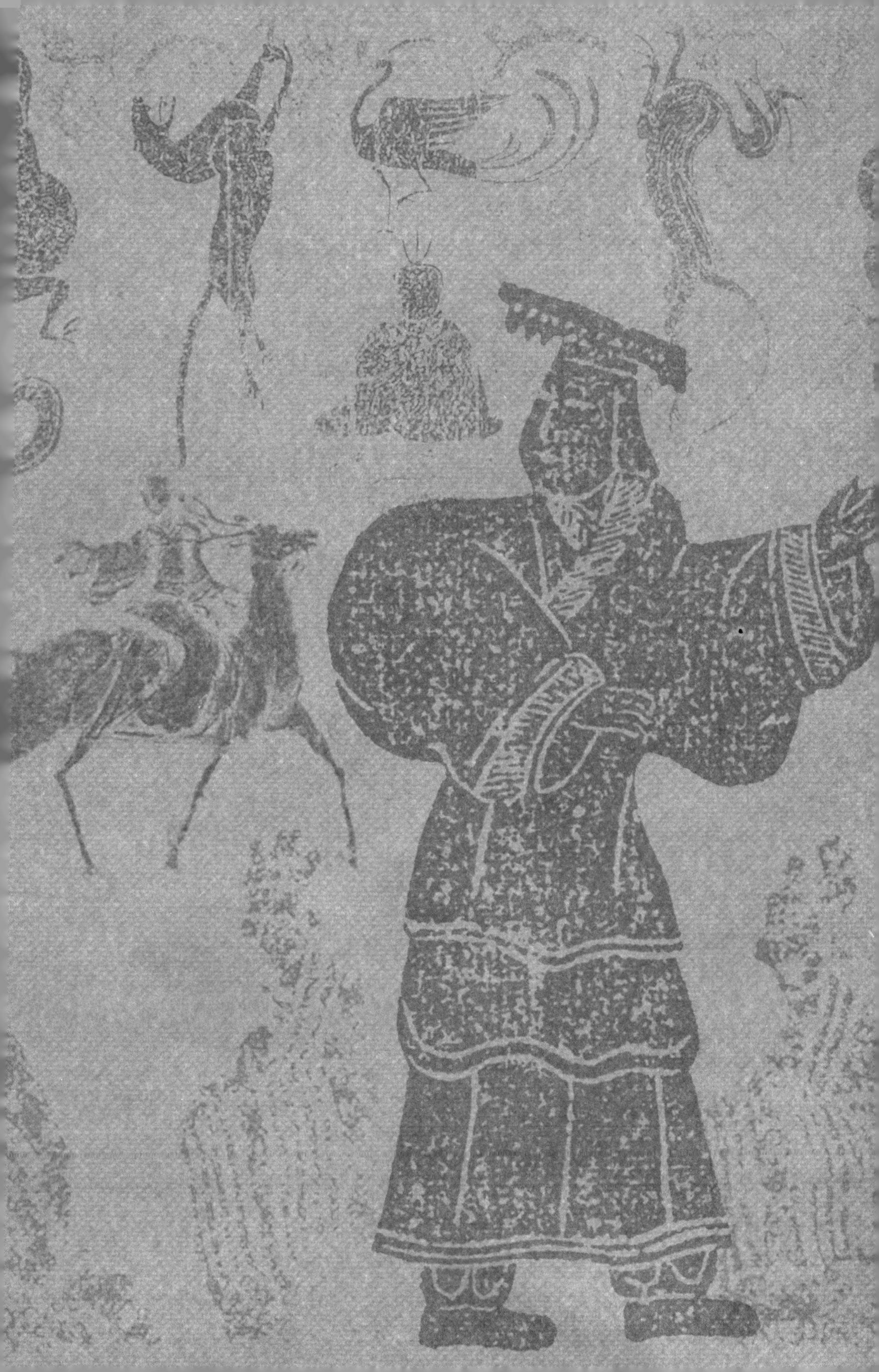

中国古医籍整理丛书

上医本草

明·赵南星　撰

虞　舜　张伟慧　何锦婷　张雷强　校注

中国中医药出版社

·北　京·

图书在版编目（CIP）数据

上医本草/（明）赵南星撰；虞舜等校注．—北京：中国中医药出版社，2016.11

（中国古医籍整理丛书）

ISBN 978 – 7 – 5132 – 2819 – 0

Ⅰ.①上…　Ⅱ.①赵…　②虞…　Ⅲ.①食物疗法 – 中国 – 明代　Ⅳ.①R247.1

中国版本图书馆 CIP 数据核字（2015）第 257439 号

中国中医药出版社出版
北京市朝阳区北三环东路 28 号易亨大厦 16 层
邮政编码　100013
传真　010 64405750
保定市中画美凯印刷有限公司印刷
各地新华书店经销
*
开本 710×1000　1/16　印张 18　字数 127 千字
2016 年 11 月第 1 版　2016 年 11 月第 1 次印刷
书　号　ISBN 978 – 7 – 5132 – 2819 – 0
*
定价　50.00 元
网址　www.cptcm.com

社长热线　010 64405720
购书热线　010 64065415　010 64065413
微信服务号　zgzyycbs
书店网址　csln.net/qksd/
官方微博　http：//e.weibo.com/cptcm
淘宝天猫网址　http：//zgzyycbs.tmall.com

国家中医药管理局
中医药古籍保护与利用能力建设项目
组织工作委员会

主 任 委 员 王国强

副 主 任 委 员 王志勇 李大宁

执 行 主 任 委 员 曹洪欣 苏钢强 王国辰 欧阳兵

执行副主任委员 李 昱 武 东 李秀明 张成博

委 员

各省市项目组分管领导和主要专家

（山东省）武继彪 欧阳兵 张成博 贾青顺

（江苏省）吴勉华 周仲瑛 段金廒 胡 烈

（上海市）张怀琼 季 光 严世芸 段逸山

（福建省）阮诗玮 陈立典 李灿东 纪立金

（浙江省）徐伟伟 范永升 柴可群 盛增秀

（陕西省）黄立勋 呼 燕 魏少阳 苏荣彪

（河南省）夏祖昌 刘文第 韩新峰 许敬生

（辽宁省）杨关林 康廷国 石 岩 李德新

（四川省）杨殿兴 梁繁荣 余曙光 张 毅

各项目组负责人

王振国（山东省） 王旭东（江苏省） 张如青（上海市）

李灿东（福建省） 陈勇毅（浙江省） 焦振廉（陕西省）

蔡永敏（河南省） 鞠宝兆（辽宁省） 和中浚（四川省）

项目专家组

顾　问　马继兴　张灿玾　李经纬

组　长　余瀛鳌

成　员　李致忠　钱超尘　段逸山　严世芸　鲁兆麟
郑金生　林端宜　欧阳兵　高文柱　柳长华
王振国　王旭东　崔　蒙　严季澜　黄龙祥
陈勇毅　张志清

项目办公室（组织工作委员会办公室）

主　任　王振国　王思成

副主任　王振宇　刘群峰　陈榕虎　杨振宁　朱毓梅
刘更生　华中健

成　员　陈丽娜　邱　岳　王　庆　王　鹏　王春燕
郭瑞华　宋咏梅　周　扬　范　磊　张永泰
罗海鹰　王　爽　王　捷　贺晓路　熊智波

秘　书　张丰聪

前 言

中医药古籍是传承中华优秀文化的重要载体，也是中医学传承数千年的知识宝库，凝聚着中华民族特有的精神价值、思维方法、生命理论和医疗经验，不仅对于传承中医学术具有重要的历史价值，更是现代中医药科技创新和学术进步的源头和根基。保护和利用好中医药古籍，是弘扬中国优秀传统文化、传承中医学术的必由之路，事关中医药事业发展全局。

1949年以来，在政府的大力支持和推动下，开展了系统的中医药古籍整理研究。1958年，国务院科学规划委员会古籍整理出版规划小组在北京成立，负责指导全国的古籍整理出版工作。1982年，国务院古籍整理出版规划小组召开全国古籍整理出版规划会议，制定了《古籍整理出版规划（1982—1990）》，卫生部先后下达了两批200余种中医古籍整理任务，掀起了中医古籍整理研究的新高潮，对中医文化与学术的弘扬、传承和发展，发挥了极其重要的作用，产生了不可估量的深远影响。

2007年《国务院办公厅关于进一步加强古籍保护工作的意见》明确提出进一步加强古籍整理、出版和研究利用，以及

"保护为主、抢救第一、合理利用、加强管理"的方针。2009年《国务院关于扶持和促进中医药事业发展的若干意见》指出，要"开展中医药古籍普查登记，建立综合信息数据库和珍贵古籍名录，加强整理、出版、研究和利用"。《中医药创新发展规划纲要（2006—2020）》强调继承与创新并重，推动中医药传承与创新发展。

2003~2010年，国家财政多次立项支持中国中医科学院开展针对性中医药古籍抢救保护工作，在中国中医科学院图书馆设立全国唯一的行业古籍保护中心，影印抢救濒危珍本、孤本中医古籍1640余种；整理发布《中国中医古籍总目》；遴选351种孤本收入《中医古籍孤本大全》影印出版；开展了海外中医古籍目录调研和孤本回归工作，收集了11个国家和2个地区137个图书馆的240余种书目，基本摸清流失海外的中医古籍现状，确定国内失传的中医药古籍共有220种，复制出版海外所藏中医药古籍133种。2010年，国家财政部、国家中医药管理局设立"中医药古籍保护与利用能力建设项目"，资助整理400余种中医药古籍，并着眼于加强中医药古籍保护和研究机构建设，培养中医古籍整理研究的后备人才，全面提高中医药古籍保护与利用能力。

在此，国家中医药管理局成立了中医药古籍保护和利用专家组和项目办公室，专家组负责项目指导、咨询、质量把关，项目办公室负责实施过程的统筹协调。专家组成员对古籍整理研究具有丰富的经验，有的专家从事古籍整理研究长达70余年，深知中医药古籍整理研究的重要性、艰巨性与复杂性，履行职责认真务实。专家组从书目确定、版本选择、点校、注释等各方面，为项目实施提供了强有力的专业指导。老一辈专家的学术水平和智慧，是项目成功的重要保证。项目承担单位山东中医药大学、南京中医药大学、上海中医药大学、福建中医药大学、浙江省中医药研究院、陕西省中医药研究院、河南省中医药研究院、辽宁中医药大学、成都中医药大学及所在省市中医药管理部门精心组织，充分发挥区域间互补协作的优势，并得到承担项目出版工作的中国中医药出版社大力配合，全面推进中医药古籍保护与利用网络体系的构建和人才队伍建设，使一批有志于中医学术传承与古籍整理工作的人才凝聚在一起，研究队伍日益壮大，研究水平不断提高。

本着“抢救、保护、发掘、利用”的理念，该项目重点选择近60年未曾出版的重要古医籍，综合考虑所选古籍的保护价值、学术价值和实用价值。400余种中医药古籍涵盖了医经、基础理论、诊法、伤寒金匮、温病、本草、方书、内科、外科、女科、儿科、伤科、眼科、咽喉口齿、针灸推拿、养生、医案医话医论、医史、临证综合等门类，跨越唐、宋、金元、明以迄清末。全部古籍均按照项目办公室组织完成的行业标准《中医古籍整理规范》及《中医药古籍整理细则》进行整理校注，绝大多数中医药古籍是第一次校注出版，一批孤本、稿本、抄本更是首次整理面世。对一些重要学术问题的研究成果，则集中收录于各书的“校注说明”或“校注后记”中。

“既出书又出人”是本项目追求的目标。近年来，中医药古籍整理工作形势严峻，老一辈逐渐退出，新一代普遍存在整理研究古籍的经验不足、专业思想不坚定等问题，使中医古籍整理面临人才流失严重、青黄不接的局面。通过本项目实施，搭建平台，完善机制，培养队伍，提升能力，经过近5年的建设，锻炼了一批优秀人才，老中青三代齐聚一堂，有效地稳定了研究队伍，为中医药古籍整理工作的开展和中医文化与学术的传承提供必备的知识和人才储备。

本项目的实施与《中国古医籍整理丛书》的出版，对于加强中医药古籍文献研究队伍建设、建立古籍研究平台，提高古籍整理水平均具有积极的推动作用，对弘扬我国优秀传统文化，推进中医药继承创新，进一步发挥中医药服务民众的养生保健与防病治病作用将产生深远影响。

第九届、第十届全国人大常委会副委员长许嘉璐先生，国家卫生计生委副主任、国家中医药管理局局长、中华中医药学会会长王国强先生，我国著名医史文献专家、中国中医科学院马继兴先生在百忙之中为丛书作序，我们深表敬意和感谢。

由于参与校注整理工作的人员较多，水平不一，诸多方面尚未臻完善，希望专家、读者不吝赐教。

国家中医药管理局中医药古籍保护与利用能力建设项目办公室

二〇一四年十二月

许序

“中医”之名立，迄今不逾百年，所以冠以“中”字者，以别于“洋”与“西”也。慎思之，明辨之，斯名之出，无奈耳，或亦时人不甘泯没而特标其犹在之举也。

前此，祖传医术（今世方称为“学”）绵延数千载，救民无数；华夏屡遭时疫，皆仰之以度困厄。中华民族之未如印第安遭染殖民者所携疾病而族灭者，中医之功也。

医兴则国兴，国强则医强。百年运衰，岂但国土肢解，五千年文明亦不得全，非遭泯灭，即蒙冤扭曲。西方医学以其捷便速效，始则为传教之利器，继则以“科学”之冕畅行于中华。中医虽为内外所夹击，斥之为蒙昧，为伪医，然四亿同胞衣食不保，得获西医之益者甚寡，中医犹为人民之所赖。虽然，中国医学日益陵替，乃不可免，势使之然也。呜呼！覆巢之下安有完卵？

嗣后，国家新生，中医旋即得以重振，与西医并举，探寻结合之路。今也，中华诸多文化，自民俗、礼仪、工艺、戏曲、历史、文学，以至伦理、信仰，皆渐复起，中国医学之兴乃属必然。

迄今中医犹为国家医疗系统之辅，城市尤甚。何哉？盖一则西医赖声、光、电技术而于20世纪发展极速，中医则难见其进。二则国人惊羡西医之“立竿见影”，遂以为其事事胜于中医。然西医已自觉将入绝境：其若干医法正负效应相若，甚或负远逾于正；研究医理者，渐知人乃一整体，心、身非如中世纪所认定为二对立物，且人体亦非宇宙之中心，仅为其一小单位，与宇宙万象万物息息相关。认识至此，其已向中国医学之理念“靠拢”矣，虽彼未必知中国医学何如也。唯其不知中国医理何如，纯由其实践而有所悟，益以证中国之认识人体不为伪，亦不为玄虚。然国人知此趋向者，几人？

国医欲再现宋明清高峰，成国中主流医学，则一须继承，一须创新。继承则必深研原典，激清汰浊，复吸纳西医及我藏、蒙、维、回、苗、彝诸民族医术之精华；创新之道，在于今之科技，既用其器，亦参照其道，反思己之医理，审问之，笃行之，深化之，普及之，于普及中认知人体及环境古今之异，以建成当代国医理论。欲达于斯境，或需百年欤？予恐西医既已醒悟，若加力吸收中医精粹，促中医西医深度结合，形成21世纪之新医学，届时“制高点”将在何方？国人于此转折之机，能不忧虑而奋力乎？

予所谓深研之原典，非指一二习见之书、千古权威之作；就医界整体言之，所传所承自应为医籍之全部。盖后世名医所著，乃其秉诸前人所述，总结终生行医用药经验所得，自当已成今世、后世之要籍。

盛世修典，信然。盖典籍得修，方可言传言承。虽前此50余载已启医籍整理、出版之役，惜旋即中辍。阅20载再兴整理、出版之潮，世所罕见之要籍千余部陆续问世，洋洋大观。

今复有“中医药古籍保护与利用能力建设”之工程，集九省市专家，历经五载，董理出版自唐迄清医籍，都400余种，凡中医之基础医理、伤寒、温病及各科诊治、医案医话、推拿本草，俱涵盖之。

嘻！璐既知此，能不胜其悦乎？汇集刻印医籍，自古有之，然孰与今世之盛且精也！自今而后，中国医家及患者，得览斯典，当于前人益敬而畏之矣。中华民族之屡经灾难而益蕃，乃至未来之永续，端赖之也，自今以往岂可不后出转精乎？典籍既蜂出矣，余则有望于来者。

谨序。

第九届、十届全国人大常委会副委员长

许嘉璐

二〇一四年冬

王 序

中医学是中华民族在长期生产生活实践中，在与疾病作斗争中逐步形成并不断丰富发展的医学科学，是中国古代科学的瑰宝，为中华民族的繁衍昌盛作出了巨大贡献，对世界文明进步产生了积极影响。时至今日，中医学作为我国医学的特色和重要医药卫生资源，与西医学相互补充、相互促进、协调发展，共同担负着维护和促进人民健康的任务，已成为我国医药卫生事业的重要特征和显著优势。

中医药古籍在存世的中华古籍中占有相当重要的比重，不仅是中医学术传承数千年最为重要的知识载体，也是中医为中华民族繁衍昌盛发挥重要作用的历史见证。中医药典籍不仅承载着中医的学术经验，而且蕴含着中华民族优秀的思想文化，凝聚着中华民族的聪明智慧，是祖先留给我们的宝贵物质财富和精神财富。加强对中医药古籍的保护与利用，既是中医学发展的需要，也是传承中华文化的迫切要求，更是历史赋予我们的责任。

2010年，国家中医药管理局启动了中医药古籍保护与利用能力建设项目。这既是传承中医药的重要工程，也是弘扬优秀民族文化的重要举措，不仅能够全面推进中医药的有效继承和创新发展，为维护人民健康做出贡献，也能够彰显中华民族的璀璨文化，为实现中华民族伟大复兴的中国梦作出贡献。

相信这项工作一定能造福当今，嘉惠后世，福泽绵长。

国家卫生与计划生育委员会副主任

国家中医药管理局局长

中华中医药学会会长

王国强

二〇一四年十二月

马 序

新中国成立以来，党和国家高度重视中医药事业发展，重视古籍的保护、整理和研究工作。自1958年始，国务院先后成立了三届古籍整理出版规划小组，分别由齐燕铭、李一氓、匡亚明担任组长，主持制订了《整理和出版古籍十年规划(1962—1972)》《古籍整理出版规划（1982—1990)》《中国古籍整理出版十年规划和“八五”计划（1991—2000)》等，而第三次规划中医药古籍整理即纳入其中。1982年9月，卫生部下发《1982—1990年中医古籍整理出版规划》，1983年1月，中医古籍整理出版办公室正式成立，保证了中医古籍整理出版规划的实施。2002年2月，《国家古籍整理出版“十五”(2001—2005）重点规划》经新闻出版署和全国古籍整理出版规划领导小组批准，颁布实施。其后，又陆续制定了国家古籍整理出版“十一五”和“十二五”重点规划。国家财政多次立项支持中国中医科学院开展针对性中医药古籍抢救保护工作，文化部在中国中医科学院图书馆专门设立全国唯一的行业古籍保护中心，国家先后投入中医药古籍保护专项经费超过3000万元，影印抢救濒危珍、善、孤本中医古籍1640余种，开展了海外中医古籍目录调研和孤本回归工作。2010年，国家财政部、国家中医药管理局安排国家公共卫生专项资金，设立了“中医药古籍保护与利用能力建设项目”，这是继1982~1986年第一批、第二批重要中医药古籍整理之后的又一次大规模古籍整理工程，重点整理新中国成立后未曾出版的重要古籍，目标是形成并普及规范的通行本、传世本。

为保证项目的顺利实施，项目组特别成立了专家组，承担咨询和技术指导，以及古籍出版之前的审定工作。专家组中的许多成员虽逾古稀之年，但老骥伏枥，孜孜不倦，不仅对项目进行宏观指导和质量把关，更重要的是通过古籍整理，以老带新，言传身教，培养一批中医药古籍整理研究的后备人才，促进了中医药古籍保护和研究机构建设，全面提升了我国中医药古籍保护与利用能力。

作为项目组顾问之一，我深感中医药古籍保护、抢救与整理工作的重要性和紧迫性，也深知传承中医药古籍整理经验任重而道远。令人欣慰的是，在项目实施过程中，我看到了老中青三代的紧密衔接，看到了大家的坚持和努力，看到了年轻一代的成长。相信中医药古籍整理工作的将来会越来越好，中医药学的发展会越来越好。

欣喜之余，以是为序。

中国中医科学院研究员

马继兴

二〇一四年十二月

校注说明

《上医本草》作者赵南星（1550—1627），字梦白，号侪鹤居士，别号清都散客，谥忠毅，高邑（今河北高邑县）人，是明代政治家、学者。《明史》有传，其罢官家居时，尝久病用药不效，而以食疗调治。所取食物，依据李时珍所著《本草纲目》中所载施用，终至大愈。乃知饮食有益于养生者大矣，因辑此书。书分4卷，除极少数条目外，均取材于明李时珍所著《本草纲目》。书中分水、谷、造酿、果、菜、禽、兽、鳞、介、虫10类，辑录食物470余条，简述各物别名、品种、形状、性味、主治、宜忌及制法等，多附有食治单方。作者以为治病用药多则有损脾胃，终至不能用药，而节饮食合“上医治未病”之理，又合“有病不治常得中医”之义，故以《上医本草》名此书。

本书是《本草纲目》食物药部分的辑录之作，虽少发明，然于食物之性用提要钩玄，且体例考究，文词雅赡，对于食疗及养生的普及不无裨益。经核查多地现存刻本，其断版、模糊痕迹一致，可见皆是同一版本（或同一版本的修补本）的不同印本，即冠有“庚申阳月”赵南星所作序的赵悦学重刊本的不同印本。“庚申阳月”为明泰昌元年（1620）十月。各地所存刻本及影印本，字迹清晰程度不一，谅是因多次印刷，雕版损耗不一所致。本次整理选择字画最清晰的哈佛大学哈佛燕京图书馆所藏《赵忠毅公全集》为底本，间或字画不清者参照《中国本草全书》所收录的影印本识读。

《上医本草》取材来源的《本草纲目》，一般认为其版本系统可概括为“一祖三系”，即祖本（初刻本）金陵本（首刻于

1593），江西本系统（最早刻于1603）、钱本系统（最早刻于1640）、张本系统（最早刻于1885）。按照《上医本草》的成书时间，其取材来源不外金陵本或江西本系统。但我们工作中发现《上医本草》既有不同于金陵本而与江西本相同处，也有不同于江西本而与金陵本相同处。限于时间和条件，一时尚不能确定这种情况的原因。

本次整理主要取《本草纲目》金陵本作为他校之用，金陵本模糊或有误者取《本草纲目》江西本；《本草纲目》有误者，取《本草纲目》的蓝本《重修政和经史证类备用本草》（晦明轩本，简称《重修政和本草》）作他校。

本次整理采用现代标点符号，对原书进行标点。凡原书中的繁体字，有简化字者均改为规范简化字。凡通假字，均在文中出注。此外，尚作如下处理：

1. 底本字迹模糊、缺漏的处理：底本原多有漫漶之处，审核字数及内容后，凡可据《本草纲目》金陵本补入者均据补。凡不可补者，可确定字数的，则以虚阙号"□"按所脱字数补入；不可确定字数的，则以不定虚阙号"▱"标识。因底本字迹模糊的文字较多，若全在文中出注，则妨碍阅读，故在此统一说明，文中不再一一出校记。部分坏字，径改不出注。

2. 异体字、俗写字的处理：在音义为正体字全部包含时，或在一定语言环境下使用全同正体字时，径改作正体字，不出校。若无损原意者，统一以规范简化字律齐。

3. 原书卷首的处理：原书卷一前署有"高邑赵南星梦白甫辑，门人梁志、梁维基、梁维枢、重甥王原膴、梁维本、梁维揆、梁士濮、梁维健、梁维京较，孙赵悦学重刊"，今据本丛书体例要求，统一删去。

4. 目录的处理：原书每卷之前均有分卷目录，今统一提至全文之前，而为一总目录。又，原书目录或记药目下的子条目，或不记，今据正文中的药目及其子目而补全总目录。

5. 校注：今只对超出中医本科知识范畴的病名作注释；对某些古代典章制度、人名及有关文化历史知识略作注释；对个别冷僻字词作注音和解释，亦有仅注其音者。

本书注释，多有参考《汉语大词典》《汉语大字典》工作成果者，亦有吸收其他学者如刘衡如先生、刘山永先生、成都王家葵先生等的研究成果者，南京图书馆沈燮元先生亦对版本考察有过指教。文稿虽反复检查，料仍有错漏，还请读者诸君批评指点。

序

人知大病之不易愈，而不知大病之不易得也。方其邪萌于皮毛之间而不觉也，至乎腠理则觉矣，而以其无痛楚不为意，以至入于脏腑，廪①于肠胃，而犹有强忍不以语人者，是必欲大病者也。而病安能违之？当此时而后用药，又欲速效，必不可几矣。以药之不效也，曰是不对病；易之不效，又易之；数易而不效，则其所易必有对者矣。是以不对易对者也，是以不愈。用药多，不无损脾胃。脾胃损则饮食不化，安能用药？则有付之无可奈何者矣。余何以知之？余自丙辰冬而病，丁巳大病，绵连至于戊午之秋，遂不能用药。而第②取李氏时珍所著《本草纲目》中所载谷蔬肴核之类，择其有益者用之，随宜而加损之，忌其无益者。至庚申春夏之间而大愈，乃知饮食之于养生大矣。治之未病在乎节饮食，余大病之后犹能不病，而况能早服乎。语曰：有病不治，常得中医。非言医可废也。养之不善，以至于有病而后治之，则不能无得失，不若其仍养之也。清心寡欲而复能节饮食，苟非膏肓之患，皆可浸③平。然则治于未病者，其不病可知矣。斯其所得，岂惟中医而已，即上医何加焉。乃稍稍比辑其要及方之易简者，名曰《上医本草》，其

---

① 廪（lǐn 凛）：积聚。

② 第：只。

③ 浸：逐渐。

所引诸书亦间采之，以资虞[①]玩。吝于思虑，未暇祓饰[②]厥文也。

庚申阳月[③]侪鹤居士书

① 虞：古同“娱”。安乐。
② 祓（fú服）饰：除旧饰新。
③ 阳月：农历十月的别称。

目 录

卷之二

卷之三

卷之四

卷之一

水　部

李时珍曰：水者，坎之象也。其文横则为☵，纵则为[illegible]①，其体纯阴，其用纯阳。上则为雨露霜雪，下则为海河泉井。流止寒温，气之所钟既异；甘淡咸苦，味之所入不同。是以昔人分别九州水土，以辩②人之美恶寿夭。盖水为万化之源，土为万物之母。饮资于水，食资于土。饮食者，人之命脉也，而营卫赖之。故曰：水去则营竭，谷去则卫亡。然则水之性味，尤慎疾卫生者之所当潜心也。

雨　水

咸，平。无毒。

立春雨水

虞抟③《医学正传》云：立春节雨水，其性始是春升生发之气，故可以煮中气不足、清气不升之药。古方：妇人无子，是日夫妇各饮一杯，还房有孕。亦取其资始发育万物之义也。

---

① [illegible]：原讹作“出”，据《本草纲目》金陵本卷五改。
② 辩：通“辨”，辨别。下文同。
③ 虞抟：明代中期医家。

液雨水

立冬后十日为入液，至小雪为出液。得雨谓之液雨，亦曰药雨。百虫饮此皆伏蛰，至来春雷鸣起蛰乃出也。

露　水

甘，平。无毒。主治：秋露繁时，以盘收取，煎如饴，令人延年不饥。禀肃杀之气，宜煎润肺杀祟[①]之药，及调疥癣虫癞诸散。

百草头上秋露

未晞[②]时收取，愈百疾，止消渴，令人身轻不饥，悦泽[③]。别有化云母作粉服法。

百花上露

令人好颜色。

冬　霜

甘，寒。无毒。主治：食之解酒热，伤寒鼻塞，酒后诸热面赤者。

附方

寒热疟疾：秋后霜一钱半，热酒服之。

腊　雪

冬至后第三戌[④]为腊。腊前三雪，大宜菜麦，又杀虫

---

① 祟：古人谓鬼神所致的祸害、病患为“祟恶”“祟病”。

② 未晞：拂晓。

③ 悦泽：光润悦目。

④ 戌：原讹作“戊”。按：汉代以冬至后第三个戌日为腊日，祭百神。

蝗。腊雪密封阴处，数十年亦不坏。用水浸五谷种，则耐旱不生虫。洒几席间，则蝇自去。淹藏一切果食，不蛀蠹，岂非除虫蝗之验乎。

甘，冷。无毒。解一切毒，治天行时气温疫，小儿热痫狂啼，大人丹石发动，酒后暴热，黄疸，仍小温服之。洗目，退赤。煎茶煮粥，解热止渴。

神　水

《金门记》云：五月五日午时有雨，急伐竹竿，中必有神水，沥取为药。甘，寒。无毒。主治：饮之，清热化痰，定惊安神。

流　水

千里水，东流水，甘烂水一名劳水。　甘，平。无毒。

千里水、东流水

二水皆堪荡涤邪秽，煎煮汤药，禁咒神鬼。潢汙行潦①，尚可荐之王公②，况其灵长③者哉。

劳　水

即扬泛水，张仲景谓之甘烂水。用流水二斗，置大盆中，以杓高扬之千万遍，有沸珠相逐，乃取煎药。盖水性本咸而体重，劳之则甘而轻，取其不助肾气而益脾胃也。

---

① 潢汙（huángwū 黄污）行潦：潢汙，积水；行潦，道路聚流之水。

② 王公：天子与诸侯，亦泛指达官贵人。

③ 灵长：此言广远绵长。

虞抟《医学正传》云：甘烂水甘温而性柔，故烹伤寒阴证等药用之。顺流水性顺而下流，故治下焦腰膝之证，及通利大小便之药用之。急流水湍上峻急之水，其性急速而下达，故通二便风痹之药用之。昔有患小便闷[1]者，众工不能治，令取长川急流之水煎前药，一饮立溲，则水可不择[2]乎？

井泉水

井水新汲，疗病利人。平旦第一汲，为井华水，其功极广，又与诸水不同。

井华水

甘，平。无毒。主治：酒后热痢，洗目中肤翳，治人大惊，九窍四肢指歧皆出血，以水噀[3]面。和朱砂服，令人好颜色，镇心安神。治口臭，堪炼诸药石。投酒醋，令不腐。

新汲[4]水

主治：消渴反胃，热痢热淋，小便赤涩，却邪调中，下热气，并宜饮之。射痈肿令散，洗漆疮。治坠损肠出，冷喷其身面，则肠自入也。又解闭口椒[5]毒，下鱼骨鲠。

---

① 闷（bì闭）：闭，不通。

② 择：原讹作“泽”。据《本草纲目》金陵本卷五“流水”条改。

③ 噀（xùn 训）：口含而喷出。

④ 汲（jí）：井中取水。亦泛指取水。

⑤ 闭口椒：花椒（古人谓产今四川者为蜀椒、产今陕西秦岭者为秦椒）成熟时开裂如花，不开裂者为闭口椒，古人认为有剧毒。

附方

中砒石毒：多饮新汲井水，得吐利佳。

节气水

立春、清明二节贮水，谓之神水

主治：宜浸造诸风、脾胃虚损诸丹丸散及药酒，久留不坏。

重午[①]日午时水

主治：宜造疟痢疮疡、金疮、百虫蛊毒诸丹丸。

立秋日五更井华水

主治：长幼各饮一杯，能却疟痢百病。

寒露、冬至、小寒、大寒四节，及腊日水

主治：宜浸造滋补五脏及痰火积聚、虫毒诸丹丸，并煮酿药酒，与雪水同功。

小满、芒种、白露三节内水

主治：并有毒。造药，酿酒醋一应食物，皆易败坏。人饮之，亦生脾胃疾。

浆　水

浆，酢[②]也。炊粟米，热投冷水中，浸五六日，味酢，生白花，色类浆，故名。若浸至败者，害人。

---

① 重午：指“重五”，即农历五月初五，端午节。

② 酢（cù醋）：此处指味酸。《说文·酉部》：“酢，醶也。”段玉裁注：“酢本截（zài）浆之名，引申之凡味酸者皆谓之酢。”《说文·酉部》：“今俗皆用‘醋’，以此为酬酢字”。下文同。

甘，酸，微温。无毒。主治：调中引气，宣和强力，通关开胃止渴，霍乱泄利，消宿食。宜作粥薄暮啜之，解烦去睡，调理腑脏。煎令酸，止呕哕；白人肤，体如缯帛①；利小便。

不可同李食，令人霍乱吐利。妊妇勿食，令儿骨瘦。水浆尤不可饮，令绝产。醉后饮之，失音②。

附方

霍乱吐下：酸浆水煎干姜屑呷③之。

夏　冰

甘，冷。无毒。主治：解烦渴，消暑毒。

夏暑盛热食冰，应与气候相反，便作宜人，诚恐入腹冷热相激，却致诸疾也。《食谱》云：凡夏月用冰，止可隐映④饮食，令气凉尔，不可食之。虽当时暂快，久皆成疾也。

谷　部

李时珍曰：太⑤古民无粒食⑥，茹毛饮血。神农氏出，

① 缯（zēng 增）帛：丝绸之统称。此言肌肤如丝绸般柔滑。

② 失音：“音”原作“意”，据《本草纲目》金陵本卷五“浆水”条改。

③ 呷（xiā 虾）：吸饮，喝。

④ 隐映：犹言掩映，遮蔽也。

⑤ 太：原作“大”，据《本草纲目》金陵本卷二十二改。

⑥ 粒食：泛指粮食。

始尝草别谷，以教民耕艺；又尝草别药，以救民疾夭。轩辕氏出，教以烹饪，制为方剂，而后民始得遂养生之道。《周官》[1] 有五谷、六谷、九谷之名，诗人有八谷、百谷之咏，谷之类可谓繁矣。《素问》云：五谷为养。麻、麦、稷、黍、豆，以配肝、心、脾、肺、肾。职方氏[2]辨九州之谷，地官[3]辨土宜穜稑[4]之种，以教稼穑树艺，皆所以重民天[5]也。五方之气，九州之产，百谷各异其性，岂可终日食之而不知其气味损益乎。

胡 麻

一名巨胜，生上党川泽，秋采之。青蘘，巨胜苗也。或曰止是今人脂麻，更无他义。以其种来自大宛，故名胡麻，非也[6]。俗传胡麻须夫妇同种即茂盛，故《本事诗》[7]云：胡麻好种无人种，正是归时又不归。

甘，平。无毒。主治：伤中虚羸，润养五脏，更养肺

① 周官：即《周礼》，儒家经典，传为周公所作，记述西周时的政治制度。王莽时，因刘歆奏请，《周官》被列入学官，并更名为《周礼》。

② 职方氏：周代官名，掌天下地图与四方职贡。

③ 地官：周代六官之一。《周礼·地官·序官》：“乃立地官司徒，使帅其属而掌邦教，以佐王安扰邦国。”

④ 穜稑（tóng lù 同路）：穜，谓先种后熟的谷类；稑，谓后种先熟的谷类。

⑤ 民天：指粮食。《史记·郦生陆贾列传》：“王者以民人为天，而民人以食为天。”

⑥ 非也：古人有以为“胡麻”非“脂麻”者，李时珍《本草纲目》已分辨明白，指出“胡麻”即“脂麻”。本书作者未明李时珍原意，误判。按“胡麻”即“芝麻”，即下条之“脂麻”的黑色种子，俗谓“黑芝麻”。

⑦ 本事诗：唐代孟棨所著随笔集。

气，止心惊，利大小肠，益气力，长肌肉，填髓脑，坚筋骨，明耳目，耐寒暑饥渴，逐风湿。久服，轻身不老。疗金疮止痛，及伤寒温疟大吐后虚热，及妇人产后羸困，催生落胞。细研涂发令长。白蜜蒸饵，治百病。炒食，不生风，病风人久食，则步履端正，语言不謇。生嚼涂小儿头疮。煎汤浴恶疮、妇人阴疮，大效。凡蒸胡麻要熟，如不熟，令人发落，其性与茯苓相宜。

附方

服胡麻法：用上党胡麻三斗，淘净，甑[①]蒸，令气遍，日干，以水淘去沫再蒸，如此九度。以汤脱去皮，簸净，炒香为末，白蜜或枣膏丸弹子大。每温酒化下一丸，日三服。忌毒鱼、狗肉、生菜。服至百日，能除一切痼疾，一年身面光泽不饥，二年白发返黑，三年齿落更生，四年水火不能害，五年行及奔马，久服长[②]生。若欲下之，饮葵菜汁。

中暑毒死：用新胡麻一升，微炒令黑，摊冷为末，新汲水调服三钱。或丸弹子大，水下。

牙齿痛肿：用胡麻五升，水一斗，煮汁五升，含漱吐之，不过二剂，神良。

痔疮风肿作痛：胡麻煎汤洗之，即消。

汤火伤灼：胡麻生研如泥，涂之。

---

① 甑（zèng 赠）：蒸食炊器，其底有孔。

② 长：原脱，据《本草纲目》金陵本卷二十二“胡麻”条补。

青蘘

音穰。一名梦神，巨胜苗也。生中原山谷。

甘，寒。无毒。主治与胡麻同功。

脂　麻

甘，大寒。无毒。主治：虚劳，滑肠胃，行风气，通血脉，去头上浮风，润肌肉。生嚼，傅[①]小儿头上诸疮，良。近人以脂麻擂烂去滓，入绿豆粉作腐食，其性平润[②]，最益老人。

附方

偶感风寒：脂麻炒焦，乘热擂酒饮之，暖卧取微汗出良。

手脚酸痛，微肿：用脂麻熬研五升，酒一升，浸一宿，随意饮。

头面诸疮：脂麻生嚼傅之。

乳疮肿痛：用脂麻炒焦，研末，以灯窝油调涂即安。

油

甘，微寒。无毒。主治：天行热闷，肠内结热，服一合[③]，取利为度。解热毒、食毒、虫毒，杀诸虫蝼蚁。陈油煎膏，生肌长肉止痛，消痈肿，补皮裂。

---

① 傅：通“敷”，搽；涂。后同。

② 平润：下原衍“大肠”二字，据《本草纲目》金陵本卷二十二“胡麻”条删。

③ 合（gě 葛）：古容量单位，一升的十分之一。

附方

卒热心痛：生油一合，服之良。

鼻衄不止：纸条蘸真油入鼻取嚏，即愈。有人一夕衄血盈盆，用此而效。

肿毒初起：油煎葱黑色，趁热通手旋涂，自消。

解河豚毒，一时仓卒无药：急以清油多灌，取吐出毒物，即愈。

解砒石毒①：用油一碗，灌之。

冬月唇裂：用油频频抹之。

令发长黑：生油桑叶煎过，去滓，沐发，令长数尺。

小儿发热：不拘风寒饮食时行痘疹，并宜用之，以葱涎入香油内，手指蘸油摩擦小儿五心、头面、项背诸处，最能解毒凉肌。

小　麦

《说文》：小麦谓之秜 力尸切。秋种冬长，春秀夏实，具四时中和之气，故为五谷之贵。地暖处亦可春种，至夏便收，然比秋种者，四气不足，故有毒。时珍曰：新麦性热，陈麦平和。《素问》云：麦属火，心之谷也，养心气、肝气。

甘，微寒。无毒。主治：除客热②，止烦渴咽燥，利

① 解砒石毒："砒"原作"砌"，据《本草纲目》金陵本卷二十二"胡麻"条改。

② 客热：病证名。发热，进退不定，如客之往来，故名。

小便，止漏血唾血，令女人易孕。煎汤饮，治暴淋。熬末服，杀肠中蛔虫。陈者煎汤饮，止虚汗。烧存性，油调，涂诸疮汤火伤灼。

附方

消渴心烦：用小麦作饭及粥食。

浮麦

即水淘浮起者，焙用。

甘，咸，寒。无毒。主治：益气除热，止自汗盗汗，骨蒸虚热，妇人劳热。

附方

虚汗盗汗：用浮小麦文武火炒，为末，每服二钱半，米饮下，日三服。或煎汤代茶饮。又方：以猪嘴唇煮熟切片，蘸末[1]食亦良。

麦麸

主治：时疾热疮，汤火疮烂，扑损伤折瘀血，醋炒罯[2]贴之。和面[3]作饼，止泄痢，调中去热，健人。以醋拌蒸热，袋盛，包熨人马冷失腰脚伤折[4]处，止痛散血。醋蒸，熨手足风湿痹痛，寒湿脚气，互易至汗出，并良。末服，止虚汗。

---

① 末：《本草纲目》金陵本卷二十二“小麦”条无。

② 罯（ǎn 俺）：覆盖。

③ 面：原作“曲”，据《本草纲目》金陵本卷二十二“小麦”条改。

④ 冷失腰脚伤折：由于意外而至腰脚伤损。冷，谓突然；失，谓控制不住。

附方

走气作痛：用酽醋拌麸皮炒热，袋盛熨之。

凡人身体疼痛及疮疡肿烂沾渍，或小儿暑月出痘疮，溃烂不能着席睡卧者：并用夹褥盛麸缝合藉卧，性凉而软，诚妙法也。

面

甘，温。无毒。主治：补虚，养气，助五脏。久食，实人肤体，厚肠胃，强气力。生食，利大肠。水调服，治中暑，止鼻衄吐血。傅痈肿损伤，散血止痛。

附方

热渴心闷：温水一盏，调面一两，饮之。

中暍卒死：井水和面一大抄[①]，服之。

大衄血出，口耳皆出者：用白面入盐少许，冷水调服三钱。

呕哕不止：醋和面作弹丸二三十枚，以沸汤煮熟，漉[②]出投浆水中，待温吞三两枚，哕定，即不用再吞；未定，至晚再吞。

寒痢白色：炒面，每以方寸匕[③]入粥中食之。能疗日

---

① 抄：古容量单位，六百粟为一抄，一升的千分之一。《孙子算经》卷上："量之所起，起于粟。六粟为一圭，十圭为一撮，十撮为一抄，十抄为一勺，十勺为一合，十合为一升。"

② 漉（lù 录）：过滤。

③ 方寸匕（bǐ 比）：古量具，多用于量药，曲柄浅斗，斗正方一寸，约等于2.74毫升，盛金石药末约为2克，草木药末为1克左右。

泻百行，师不救者。

伤米食积：白面一两，白酒曲[①]二丸，炒为末，服二匙，白汤调下。如伤肉食，山楂汤下。

咽喉肿痛，卒不下食：白面和醋，涂喉外肿处。

远行脚趼[②]，成泡者：水调生面涂之。

妇人吹奶[③]：水调面，煮糊欲熟，即投无灰酒一盏，搅匀热饮，令人徐徐按之，药行即瘳[④]。

乳痈不消：白面半斤炒黄，醋煮为糊，涂之即消。

麦粉

乃是麸面、面洗筋澄出浆粉，今人浆衣多用之。

甘，凉。无毒。主治：补中，益气脉，和五脏，调经络。又，炒一合，汤服，断下痢。醋熬成膏，消一切痈肿、汤火伤。

附方

乌龙膏，治一切痈肿发背，无名肿毒，初发焮热未破者，取效如神：用隔年小粉，愈久者愈佳，以锅炒之，初炒如饧[⑤]，久炒则干，成黄黑色，冷定研末，陈米醋调成糊，熬如黑漆，瓷罐收之。用时摊纸上，剪孔贴之，即如

---

① 曲：原作"面"，据《本草纲目》金陵本卷二十二"小麦"条改。

② 趼（jiǎn 茧）：原讹作"研"，据《本草纲目》金陵本卷二十二"小麦"条改。手或脚上因长久磨擦而生的硬皮。

③ 吹奶：又称"吹乳"，指妇人哺乳期乳痈。

④ 瘳（chōu 抽）：病愈。

⑤ 饧（xíng 形）：用麦芽或谷芽熬成的饴糖。

冰冷，疼痛即止。少顷觉痒，干亦不能动。久则肿毒[①]自消，药力亦尽而脱落，甚妙。此方苏州杜[②]水庵所传，屡用有验。药易而功大，济生者宜收藏之。

面筋 以麸与面[③]水中揉洗而成者，为素食要物。煮食甚良，油炒则性热矣。

甘，凉。无毒。主治：解热和中，宽中益气，劳热人宜煮食之。

麦苗

辛，寒。无毒。主治除烦闷，解时疾狂热，退胸膈热，利小[④]肠。作齑[⑤]食，甚益颜色。捣烂绞汁日饮之，消酒毒暴热，酒疸目黄。

大 麦

一名牟麦。《说文》：牟，大也。盖后稷受之于天□[⑥]。

咸，温、微寒，无毒。为五谷长。主治：消渴除热，益气调中，补虚劣，壮血脉，益颜色，实五脏，化谷食，止泄，不动风气，宽胸下气，凉血，消积进食。久食，令人肥白，滑肌肤，发黑。为面，胜于小麦，无燥热，平胃

① 毒：此下原有“及”字，疑衍，据《万氏家抄济世良方》卷四删。
② 杜：原讹作“红”，据《本草纲目》金陵本卷二十二“小麦”条改。
③ 以麸与面：原讹作“乃大麸与”，据《本草纲目》金陵本卷二十二“小麦”条改。
④ 小：原讹作“水”，据《本草纲目》金陵本卷二十二“小麦”条改。
⑤ 齑（jī鸡）：细切后用醋、酱拌和所制的菜品。
⑥ 盖后稷受之于天□：此句《本草纲目》各版本均无。

止渴，消食疗胀满。

大麦初熟勿炒食。

附方

食饱烦胀，但[1]欲卧者：大麦面熬微香，每白汤服方寸匕，佳。

肿毒已破：青大麦去须，炒暴花为末，傅之，成靥，揭去又傅。数次即愈。

麦芒入目：大麦煮汁洗之，即出。

汤火伤灼：大麦炒黑，研末，细调搽之。

卒患淋痛：大麦三两煎汤，入姜汁、蜂蜜，代茶饮。

缠喉风，食不能下：用大麦面作稀糊，令咽以助胃气。

苗

主治：诸黄，利小便，杵汁日日服。

附方

小便不通：陈大麦秸，煎浓汁，频服。

穬　麦

甘，微寒。无毒。主治：轻身除热，补中，不动风气。久服，令人多力健行。做饼食良。作蘖，温中消食。

麦蘖　一名麦芽。粟、黍、谷、麦、豆诸蘖，皆水浸胀，候生芽，曝干去须，取其中米，炒，研面用。其功皆

① 但：原讹作“胆”，据《本草纲目》金陵本卷二十二“大麦”条改。

主消导。

咸，温。无毒。主治：补脾胃虚，开胃和中，宽肠下气，破癥结冷气，去心腹胀满，止霍乱，除烦闷，消痰饮，及化一切米面诸果食积，能催生落胎。好古[①]曰：麦芽、神曲二药，胃气虚人宜服之。

有积者能消化，无积而久服，则消人元气也。

附方

快膈进食：麦糵四两，神曲二两，白术、橘皮各[②]一两，为末，蒸饼丸梧子大，每人参汤下三五十丸，效。

荞　麦

一名莜麦音翘、乌麦，又名花荞。

甘，平，寒。无毒。主治：炼五脏滓秽，降气宽肠，磨积滞，消热肿风痛，除白浊白带，脾积泄泻。

气盛有湿热者宜之。若脾胃虚寒人食之，则大脱元气而落须眉，非所宜矣。

附方

痢疾：用炒荞麦面二钱，以砂糖水调服。

绞肠沙[③]痛：用荞面一撮，炒焦，水烹服。

---

① 好古：即王好古，号海藏，元代医学家，撰《医垒元戎》《汤液本草》等。

② 皮各：原倒，据《本草纲目》金陵本卷二十五“糵米”条乙正。

③ 绞肠沙：又作“绞肠痧”，《痧症全书·论痧》谓：“古无‘痧’字，……惟霍乱条下有不吐泻而腹绞痛者，曰干霍乱，亦名绞肠痧，缘南方体气不实之人，偶触粪土沙秽之气，多腹痛闷乱，名之曰痧，即沙字之讹也。”

男子白浊：用荞麦炒焦为末，鸡子白和，丸梧子大。每服五十丸，盐汤下，日三服。

赤白带下方：同上。

疮头黑凹：荞麦面煮食之，即发起。

汤火伤灼：用荞麦面炒黄研末，水和傅之，如神。

肚腹微微作痛，出即泻，泻亦不多，日夜数行者：用荞麦面一味作饭，连食三四次即愈。荞麦作饭，须蒸使气[1]馏，烈日曝令开口，舂取米仁作之。

稻

一名秔与粳同音庚。粳乃稻之总名。粘者为糯，不粘者为粳。各处所产种类甚多，气味不能无少异，而亦不大相远也。北粳凉，南粳温。赤粳热，白粳凉，晚白粳寒。新粳热，陈粳凉。北方气寒，八九月收者方可入药。南方气热，惟十月晚稻乃可入药。

米

甘，苦，平。无毒。主治：补中益气，温中，和胃气，益肠胃，通血脉，和五脏，壮筋骨，长肌肉，好颜色，止烦，止渴，止泄。合芡实作粥食，益精强志，聪耳明目。煮汁，治心痛，断热毒下痢。常食干粳米饭，令人不噎。

同马肉食，发痼疾。和苍耳食，令人卒心痛。新米作

---

① 使气：上原衍"使气"二字，删。

食动风气。陈者下气，病人尤宜。

附方

赤痢热躁：粳米半升，水研取汁，入油瓷瓶中，蜡纸封口，沉井底一夜，平旦服之有效。

卒心气痛：粳米二升，水六升，煮六七沸服。

淅二泔

一名米瀋[1]。时珍曰：淅音锡，洗米也。瀋，汁也。泔，甘汁也。第二次者，清而可用，故曰淅二泔。

甘，寒。无毒。主治：清热，止烦渴，利小便，凉血。

附方

吐血不止：陈红米泔水，温服一钟，日三次。

风热赤眼：以淅二泔睡时冷调洗肝散、菊花散之类，服之。

禾秆

主治：解砒毒，烧灰，新汲水淋汁滤清，冷服一碗，毒当下出。

稻蘖 一名谷芽。用稻以水浸胀，候生芽曝干去须，取其中米，炒，研面用。其功皆主消导。

甘，温。无毒。主治：快脾开胃，下气和中，消食化积。

---

① 瀋（shěn 沈）：汁。

糯米

甘，温。无毒。脾之谷也。主治：止虚寒泄痢，令人多热，大便坚，缩小便，收自汗，发痘疮。霍乱后吐逆不止，以一合研水服之。作糜一斗食，主消渴。

时珍曰：糯米性温，酿酒则热，熬饧尤甚，故脾肺虚寒者宜之。若素有痰热风病，及脾病不能转输，食之最能发病成积。又粘滞难化，久食令人身软缓筋。妊妇及小儿、病人最宜忌之。

附方

冷泄：炒食糯米即止。

老人小便数者：糯米作粢糕[①]或丸子，夜食亦止，其温肺暖脾可验矣。

霍乱烦渴不止：糯米三合，水五升，蜜一合，研汁分服，或煮汁服。

消渴饮水：方同上。

三消渴病：用糯谷（炒出白花）、桑根白皮等分，每用一两，水二碗，煎汁饮之。

下痢禁口：糯谷一升，炒出白花去壳，用姜汁拌湿再炒，为末，每服一匙，汤下，三服即止。

久泄食减：糯米一升，水浸一宿沥干，慢炒熟，磨筛，入怀庆山药一两。每日清晨用半盏，入砂糖二匙，胡

① 粢（cí 磁）糕：米糕。

椒末少许，以极滚汤调食。其味极佳，大有滋补。久服令人精暖有子。

鼻衄不止，服药不应：用糯米微炒黄，为末，每服二钱，新汲水调下。仍吹少许入鼻中。

自汗不止：糯米、小麦麸同炒，为末，每服三钱，米饮下。或煮猪肉点[1]食。

米泔

甘，凉。无毒。主治：益气，止烦渴霍乱，解毒。食鸭肉不消者，顿饮一盏，即消。

附方

烦渴不止：糯米泔任意饮之，即定。研汁亦可。

稷

一名穄音祭，又名粢音咨。黍稷稻粱，禾麻菽麦，此八谷也。《礼记》：祭宗庙曰明粢。《尔雅》[2]云：粢，稷也。《吕氏春秋》云：饭之美者，有阳山之穄。稷熟最早，作饭疏爽香美。或云：后稷教稼穑，首种之于稷山县，县名取此。

稷米

甘，寒。无毒。脾之谷也。主治：益气，补不足，安中利胃宜脾，凉血解暑。

① 点：蘸。

② 尔雅：现存最早的辞书，撰人不明，有西晋学者郭璞注本。

多食，发冷病。又勿与瓠子①同食，亦不可同附子服。

附方

补中益气：羊肉一脚，熬汤，入河西稷米、葱、盐，煮粥食之。

辟除瘟疫，令不相染：以稷米为末，顿服之。

黍

赤黍曰虋 音门，曰糜 音糜，白黍曰芑 音起，黑黍曰秬 音距。一稃二米曰秠 音疕。《说文》云：黍可为酒，从禾入水为意也。《书》② 曰"秬鬯二卣"，则黍之为酒尚已。

黍米 俗云造酒黄米。

甘，温。无毒。肺之谷也。主治：益气，补中，肺病宜食。时珍曰：黍最粘滞，与糯米同性，其气温暖，故功能补肺，而多食作烦热，缓筋骨，绝血脉。小儿多食，令久不能行。

附方

心痛不瘥，四十年者：用黍米淘汁，温服随意。

小儿鹅口疮：嚼黍米浓汁，涂之有效。

丹黍米 即赤黍米也。

甘，微寒。无毒。主治：咳逆上气，下气，霍乱，止泄痢，除热，止烦渴，止咳嗽。

---

① 瓠（hù 呼）子：即瓠瓜。

② 书：此处指《尚书》，上古历史文献汇编，为儒家经典之一。

蜀 秫

一名蜀黍，又名芦穄、芦粟、木稷、荻粱、高粱。盖此亦[①]黍稷之类，而高大如芦荻者。种始自蜀，故谓蜀黍。南人呼为芦穄。《博物志》[②] 云：地种蜀黍，年久多蛇。

米

甘、涩，温。无毒。主治：温中，涩肠胃，止霍乱。粘者与黍米同功。

玉蜀黍

一名玉[③]高粱。

米

甘，平。无毒。主治：调中开胃。

根叶

主治：小便淋沥沙石，痛不可忍，煎汤频饮。

黄粱 白粱 青粱

比之他谷，最益脾胃。又汉中有枲[④]粱，粒如粟而皮黑，可酿酒。

黄粱米

甘，平。无毒。主治：益气，和中，止霍乱泄痢，利

① 此亦：原作“文”，据《本草纲目》金陵本卷二十三“蜀黍”条改。
② 博物志：志怪小说集，西晋张华撰。
③ 玉：“玉”原作“王”，据《本草纲目》金陵本卷二十三“玉蜀黍”条改。
④ 枲（xǐ 喜）：大麻的雄株。。

小便，除烦热，去客风顽痹。

附方

霍乱大渴不止，多饮则杀人：用黄粱米五升，水一斗，煮清三升，稍稍饮之。

白粱米

甘，微寒。无毒。主治：益气，除胸膈中客热，移五脏气，缓筋骨。炊饭食之，和中止烦渴。

附方

胃虚并呕吐食及水者：以白粱米汁二合，姜汁一合，和服之，佳。

青粱米

甘，微寒，无毒。主治：胃痺，热中消渴，健脾，止泄痢，治泄精，利小便，益气补中，轻身长年。煮粥食之。夏月食之，极为清凉，尤宜病人。但味短色恶，不如黄、白粱，故人少种之。作饧清白，胜于余米。

附方

补脾益胃：羊肉汤入青粱米、葱、盐，煮粥食。

脾虚泄痢：青粱米半升，神曲一合，日日煮粥食，即愈。

粟

俗云谷。

粟米 即小米。

咸，微寒。无毒。肾之谷也。主治：养肾气，去脾胃中热，益气，治反胃热痢。煮粥食，益丹田，补虚损，开肠胃。水煮服，治热腹痛及鼻衄。为粉，和水滤汁，解诸毒，治霍乱及转筋入腹。陈者苦寒，治胃热消渴，利小便。陈粟乃三五年者，尤解烦闷。

粟米同杏仁食，令人吐泻。

附方

胃热消渴：以陈粟米炊饭，食之，良。

反胃吐食，脾胃气弱，食不消化，汤饮不下：用粟米半升，杵粉，水丸梧子大[1]，煮熟，入少盐，空心和汁吞下。或云：纳醋中吞之，得下便止。

鼻衄不止：粟米粉水煮服之。

粟泔汁

主治：霍乱卒热，心烦渴饮，饮数升立瘥。

舂杵头细糠 时珍曰：凡谷皆有糠，此当用粳、稻、粟、秫之糠也。北方多用杵，南方多用碓，入药并同。丹家言糠火炼物，力倍于常也。谷壳属金，糠之性则热也。

辛，甘，热。主治：卒噎，刮取含之，煎汤呷之亦可。

附方

膈气噎塞[2]，饮食不下：用碓[3]嘴上细糠，蜜丸弹子

---

① 大：其下原有“七枚”二字，与文意不合，据《重修政和本草》卷二十五“粟米”条下《食医心镜》文删。

② 塞：原作“寒”，据《本草纲目》金陵本卷二十五“舂杵头细糠”条改。

③ 碓（duì 对）：舂米的工具。

大，时时含咽津液。

妇人难产：用杵头糠烧研，水服方寸匕，即易产。

蘖　米

粟蘖也。时珍曰：有粟、黍、谷、麦、豆诸蘖，皆水浸胀，候生芽曝干去须，取其中米，炒研面用。其功皆主消导。

粟蘖　一名粟芽。

苦，温。无毒。主治：开胃，寒中，下气，除热，除烦，消宿食。为末和脂傅面，令皮肤悦泽。今谷神散中用之，性温于麦蘖。

有积者能消化，无积而久服，则消人元气也。

陈廪米

一名陈仓米，又名老米。时珍曰：有屋曰廪，无屋曰仓，皆官积也。方曰仓，圆曰囷[1]，皆私积也。老亦陈也。陈廪米即粳米久入仓陈赤者，方中多用之。人以作醋，胜于新粳米也。廪米，吴人以粟为良，汉地以粳为善。北人多用粟，南人多用粳，亦犹吴纻郑缟，贵远贱近[2]之意。确论其功，粟当居前。诸家注说不言是粳是粟，然二米陈

---

① 囷（qūn）：圆形粮仓。

② 吴纻郑缟，贵远贱近：纻，此指以苧麻所织之布；缟，细白生绢。“贵远贱近”，原作“贵近贱远”，据《重修政和本草》卷二十六“陈廪米”条改。吴地以纻为贵，郑地以缟为贵。谓物以远地所产、本地稀见者为贵耳。

者性皆冷，煎煮亦无膏腻，频[1]食令人自利。其陈仓米煮汁不浑，初时气味俱尽，故冲淡可以养胃。古人多以煮汁煎药，亦取其调肠胃、利小便、去湿热之功也。

咸、酸，温。无毒。主治：补五脏，调胃宽中，消食，多食易饥，下气，除烦渴，涩肠胃，止泄，调肠胃，利小便，止渴除热。作汤食，暖脾，去惫气。炊饭食，补中益气，坚筋骨，通血脉，起阳道，止痢。以饭和酢[2]捣封毒肿恶疮，立瘥。北人以饭置瓮中，水浸令酸，食之，暖五脏六腑之气。研米服，去卒心痛。

附方

暑月吐泻：陈仓米二升，麦芽四两，黄连四两切，同蒸熟焙研为末，水丸梧子大，每服百丸，白汤送下。

菰

一名茭草，又名蒋草。按许氏《说文》：菰本作苽，从瓜谐声也。有米谓之雕菰。葛洪[3]《西京杂记》云：汉太液池边，皆是雕胡、紫箨[4]、绿节、蒲丛之类。盖菰之有米者，长安人谓之雕胡；菰之有首者，谓之绿节；葭芦之未解叶者，谓之紫箨也。菰生水中，叶似蔗、荻。其苗有茎梗者，谓之菰蒋草。久则根盘而厚。夏月生菌堪啖，

① 频：原作“粉”，据《重修政和本草》卷二十六“陈廪米”条改。

② 酢（cù 醋）：此处同“醋”。

③ 葛洪：东晋道教学者、炼丹家、医药学家，著有《抱朴子》《肘后备急方》《西京杂记》等

④ 箨（tuò 唾）：竹笋皮。

名菰笋[①]。三年者，中心生白薹[②]如藕状，似小儿臂而白软，中有黑脉，堪啖者，名菰手也。九月抽茎，开花如苇，结青子，细若青麻黄，长寸许，名菰米，霜后采之，大如茅针，皮黑褐色。其米甚白而滑腻，作饭香脆，古人所贵，故《内则》[③] 云：鱼宜苽。皆水物也。以为五饭之一，亦可作饼食。曹子建[④]《七启》云：芳菰精稗。谓二草之实，可以为饭也。《周礼》供御，乃六谷、九谷之数。

菰米　一名茭米，又名雕蓬，亦名雕苽。《唐韵》[⑤] 作蔮胡[⑥]。雕胡是菰蒋草米。孙炎注云：雕蓬即茭米。

甘，冷。无毒。主治：止渴，解烦热，调肠胃。

菰笋　一名茭笋。

甘，冷，寒。无毒。主治：利五脏邪气，酒皶[⑦]面赤，白癞疬疡，目赤，目黄，去烦热，止渴，利大小便，止热痢。杂鲫鱼为羹食，开胃口，解酒毒，压丹石毒。盐、醋煮食，治热毒风气，卒心痛。

菰之种类皆极冷，不可过食，甚不益人，惟服金石人

---

① 菰笋：《本草纲目》金陵本卷十九“菰”条作“菰菜”。

② 薹（tái 台）：蔬菜和草开花时抽出的茎。

③ 内则：指《礼记·内则》篇，所记为家庭生活准则乃至烹饪方法等。

④ 曹子建：即曹植，三国曹魏文学家，建安文学代表人物，魏武帝曹操之子，著有《洛神赋》等。

⑤ 唐韵：韵书，唐代孙愐所作，系《切韵》增修本。

⑥ 蔮（diāo 凋）胡：原作“凋胡”，据《本草纲目》金陵本卷二十三“菰米”条改。

⑦ 酒皶（zhā 渣）：病名。俗称“酒糟鼻”。

相宜耳。

菰手　一名茭粑，又名蘧蔬 音毬麴。

甘，冷，滑。无毒。主治：心胸中浮热风气，滋人齿。煮食，止渴及小儿水痢。

禁蜜食。

菰根

甘，大寒。无毒。主治肠胃痼[①]热，消渴，止小便利，捣汁饮之。火烧疮，烧灰，和鸡子白涂之。

薏　苡

一名芑实 音起。生真定平泽及田野，今所在有之。八月采实，采根无时。颗大者无味，颗小青白色味甘，咬着粘人齿者佳。后汉马援[②]传授：在交趾尝饵薏苡实，用能轻身资欲，以胜瘴气。南方薏苡最大，援欲以为种，军还，载之一车，人谗以为珍珠也。

薏苡仁

甘，微寒。无毒。主治：筋急拘挛，不可屈伸，久风湿痹，下气，除筋骨中邪气不仁，去干湿脚气，消水肿，□□，健脾益胃，补肺清热，肺痿肺气，积脓血，咳嗽涕唾，上气，令人能食，久服，轻身益气。炊饭作面食，主不饥，温气。煮饮，止消渴，利小便热淋。面□□□□肿。

---

① 痼：原作"痛"，据《重修政和本草》卷十一"菰"条改。

② 马援：东汉伏波将军，尝征交趾。

取仁法：先将子于甑中蒸使气馏，曝干挼[①]之，得仁矣。亦可磨取之。凡用，每一两以糯米一两同炒熟，去糯米用，亦有更以盐汤煮过者。□□□□□□赤黍米为末，等分为丸，治妇女□□□□□□□也可资谈说耳[②]。

附方

薏苡仁饭，治冷气：用薏苡仁舂熟，炊为饭食，气味欲如麦饭乃佳，或煮粥亦好。

薏苡仁粥，治久风湿痹，补正气，利肠胃，消水肿，除胸中邪气，治筋脉拘挛，兼治消渴饮水：薏苡仁为末，同粳米煮粥，日日食之，良。

肺损咯血：以熟猪肺切，蘸薏苡仁末，空心食之。薏苡补肺，猪肺引经也。屡用有效。

疝疾，重坠大如杯：一道人教以薏珠用东壁黄土炒过，水煮为膏，服数服即消，屡效。

喉卒痈肿：吞薏苡仁二枚，良。

根

甘，微寒。无毒。主治：卒心腹烦满及胸胁痛者，煮浓汁，服三升乃定。煮汁糜食甚香，去蛔虫，大效。捣汁和酒服，治黄疸有效。煮服，堕胎。

---

① 挼（ruó）：同“挼”。揉搓；摩挲。

② 赤黍米……可资谈说耳：此段文字《本草纲目》无，也不符赵氏摘录风格，应系后人补录。

附方

经水不通：薏苡根一两，水煎服之，不过数服，效。

叶

主治：作饮气香，益中空膈。暑月煎饮，暖胃益气血。

附方

初生小儿：用薏苡叶水煮浴之，无病。

大豆

一名尗[1]，俗作菽。豆、尗皆荚谷之总称也。角曰荚，叶曰藿，茎曰萁。《广雅》云：大豆，菽也。小豆，荅[2]也。今处处种之。有黑、白、黄、褐、青、斑数色。黑者名乌豆，可入药，紧小者为雄，用之尤佳。余者可作腐等。生食平，炒食极热，煮食甚寒，作豉极冷，造酱及生黄卷则平。一体之中，用之数变。修治末服之，可以辟谷[3]度饥。时珍曰：按《养老书》云，每晨水吞黑豆二七枚，谓之五脏谷，到老不衰。夫豆有五色，各治五脏。惟黑豆属水性寒，为肾之谷，入肾功多，所谓同气相求也。又按古方称大豆解百药毒，予每试之大不然，加甘草，其验乃奇。如此之事，不可[4]不知。

---

① 尗（shū 书）：同“菽”。

② 荅（dá 答）：小豆，“菽荅麻麦”。

③ 辟谷：停食五谷。

④ 不可：下原衍“不可”，据《本草纲目》金陵本卷二十四“大豆”条删。

黑大豆

甘，平。无毒。主治：调中下气，通关脉，逐水胀，除胃中热痹，伤中淋露，下瘀血，散五脏结积内寒，肾病，利水下气，中风脚弱，产后诸疾，制诸风热，活血。煮汁饮，解百药毒及蛊毒。入药，治下痢脐痛。冲酒，治风痉及阴毒腹痛。牛胆贮之，止消渴。同甘草煮汤饮，去一切热毒气，治风毒脚气。炒黑，热投酒中饮之，治风痹瘫缓口噤，产后头风。食罢生吞半两，去心胸烦热，热风恍惚，明目镇心，温补。久服，好颜色，变白不老。生研，涂痈肿。煮和饭捣，涂一切毒肿。疗男女人阴肿，以绵裹纳之。

服蓖麻子者忌炒豆，犯之胀满。服厚朴者亦忌，犯之动气也。食大豆黄屑，忌猪肉。小儿以炒豆勿与猪肉同食，十岁已[1]上不畏也。

附方

卒风不语：大豆煮汁，煎稠如饴，含之，并饮汁。

喉痹不语：方同上。

酒食诸毒：大豆一升，煮汁服，得吐即愈。

汤火灼疮：大豆煮汁涂[2]之，易愈，无斑。

牙齿疼痛：黑豆煮酒，频频漱之，良。

豆蘖　一名大豆黄卷。黑大豆为蘖芽，生五寸长，便

① 已：此处同“以”，示时间、方位、数量的界限。

② 涂：原作“饮”，据《重修政和本草》卷二十五“生大豆”条改。

干之，名为黄卷。用之熬过，服食[1]所须。

甘，平。无毒。主治：湿痹，筋挛膝痛，五脏不足，胃气结积，胃中积热，益气止痛，消水病胀满，宜肾，去黑皯[2]，润肌肤皮毛，破妇人恶血。

黄大豆

甘，温。无毒。主治：宽中下气[3]，利大肠，消水胀肿毒。研末，熟水和，涂痘后痈。

多食，壅气生痰动嗽，令人身重，发面黄疮疥。

豆油

辛、甘，热。微毒。主治：涂疮疥，解发脂[4]。

赤小豆

一名赤豆，又名红豆，亦名荅。案《诗》云：黍稷稻粱，禾麻菽麦。此即八谷也。此豆以紧小而赤黯色者入药，其稍大而鲜红、淡红色者，并不治病。皆可煮可炒，可作粥、饭、馄饨馅，并良也。

甘，酸，平。无毒。主治：热毒，散恶血，除烦满，辟瘟疫，疗寒热，热中消渴，止泄痢，利小便，下腹胀满，吐逆卒澼，下水肿，排痈肿脓血，散气，去关节烦热，缩气行风，治产难，下胞衣，通乳汁，解小麦热毒。

① 服食：服用养生药，又称服饵、饵药，道家养生术之一。
② 皯（gǎn 赶）：同“皯”，面黑，或有黑斑。
③ 气：原脱，据《本草纲目》金陵本卷二十四“黄大豆”条补。
④ 脂（zhí 直）：黏结。

煮汁，解酒病。和鲤鱼煮食，甚治脚气。和鲤鱼、蠡鱼[①]、鲫鱼、黄雌鸡煮食，并能利水消肿。

久食令人肌瘦身重。合鱼鲊[②]食成消渴。作酱同饭食成口疮。

附方

辟禳[③]瘟疫：元旦以赤小豆煮熟，入蜜和汁，空心，举家食之，一年无疾。

《纂要》曰：共工氏有不才子，以冬至日死，为疫鬼，而畏赤小豆，故于是日作赤小豆粥厌[④]之。

叶

主治：去烦热，止小便数。煮食，明目。

附方

小便频数：赤小豆叶一斤，入豉汁中煮，和作羹食之。

芽

主治：妊娠数月，经水时来，名曰漏胎；或因房室，名曰伤胎。用此为末，温酒服方寸匕，日三，得效乃止。

绿　豆

绿，以色名也。作菉者，非矣。今处处种之，圆小者

---

① 蠡鱼：鳢鱼的别称。
② 鱼鲊（zhǎ 眨）：腌鱼、糟鱼。
③ 禳（ráng 瓤）：指驱除邪恶或灾异。
④ 厌（yā 压）：镇也，禳也。谓镇服或驱避可能出现的邪恶或灾异。

佳，粉作饵[1]炙食之良。以水浸湿生白芽，又为菜中佳品。真济世之良谷也。时珍曰：绿豆肉平皮寒，疗解似与小豆同功，无久服枯[2]人之忌。按《夷坚志》[3] 云：有人服附子酒多，头肿如斗，唇裂血流，急求绿豆、黑豆各数合嚼食，并煎汤饮之，乃解也。

甘，寒。无毒。主治：补益元气，和调五脏，安精神，行十二经脉，去浮风，润皮肤，厚肠胃，治头风头痛，寒热热中，除吐逆，止泄痢卒澼，利小便胀满、肿胀及治痘毒。煮食，消肿下气，压热解毒。宜常食之。作枕，明目。煮汁，止消渴。生研连皮绞汁，新汲水服，解丹毒，烦热风疹，药石发动，热气奔豚，金石、砒霜、草木、牛马一切诸毒。用之宜连皮，去皮则令人少壅气。合鲤鱼鲊食，久则令人肝黄，成渴病。作凉粉偏于冷耳。

附方

心气疼痛：绿豆二十一粒，胡椒十四粒，同研，白汤调服即止。

豆皮

甘，寒。无毒。主治：解热毒，退目翳。

豆荚

主治：赤痢经年不愈，蒸熟，随意食之良。

---

① 饵：此处指糕饼。

② 枯：原讹作“枯”，据《本草纲目》金陵本卷二十四“绿豆”条改。

③ 夷坚志：南宋笔记小说集，洪迈撰。

豆花

主治：解酒毒①。

豆芽 诸豆生芽皆腥韧不堪，惟此豆之芽白美独异。

甘，平。无毒。主治：解酒②毒热毒，利三焦。

时珍曰：但受湿热郁浥③之气，故颇发疮动气，与绿豆之性稍有不同。

豆叶

主治：霍乱吐下，绞汁和醋少许，温服。

豌 豆

一名胡豆，又名回回豆，亦名蹕豆。时珍曰：胡豆，豌豆也。此豆属土，故其所主病多系脾胃。元时饮膳，每用此豆捣去皮，同羊肉治食，云补中益气。今为日用之物，而唐、宋本草见遗，可谓缺典矣。

甘，平。无毒。主治：寒热，热中，调营卫，益中平气，除吐逆，止泄痢澼下，利小便、腹胀满。煮食，消渴，下乳汁。煮饮，杀鬼毒心病，解乳石毒发。研末，涂痈肿痘疮。作澡豆，去皯䵴④，令人面光泽。

多食发气病。

---

① 豆荚……解酒毒："豆荚""豆花"两条原文漫漶，全部文字据《本草纲目》金陵本卷二十四"绿豆"条补。

② 酒：原脱，据《本草纲目》金陵本卷二十四"绿豆"条补。

③ 郁浥（yì 易）：潮湿不干。

④ 皯䵴（gǎn zèng 赶赠）：雀斑。《本草纲目·百病主治药下·面》："皯䵴是风邪客于皮肤，痰饮渍于腑脏，即雀卵斑，女人名粉滓斑。"

豇豆

江、绛二音。一名𧊔𧊸音绛双。此豆有红、白二色，嫩时充菜，老则收子。此豆可菜、可果、可谷，备用最多。

甘，咸，平。无毒。理中益气，补肾健胃，和五脏，调营卫，生精髓，止消渴，吐逆，泄痢，小便数，解鼠莽毒。

不宜多食。

藊豆

音扁。一名沿篱豆，又名蛾眉豆。时珍曰：藊本作扁，荚形扁也。

白扁豆　其壳硬，其子充实，白而微黄，其气腥香，其性温平。得乎中和，脾之谷也。入太阴气分，通利三焦，能化清降浊，故专治中宫之病，消暑除热而解毒也。其软壳及黑鹊色、赤、斑者，其性微凉，可以供食，亦调脾胃。

甘，微温。无毒。主治：和中，下气，补五脏，暖脾胃，主呕逆，行风气，止泻痢，消暑，除湿热，止消渴，久服头不白，及治女子带下，解酒毒、河豚鱼毒。研末和醋服，治霍乱吐利。生嚼及煮汁饮，解一切草木毒，取效。

凡用取硬壳白扁豆子，连皮炒熟入药，亦有水浸去皮及生用者，各从本方。

附方：

霍乱转筋：白扁豆为末，醋和服。

恶疮痂痒作痛：以扁豆捣封，痂落即愈。

花

主治：女人赤白带下，干末，米饮服之。崩带，焙研服之。泄痢，作馄饨食之。中一切药毒垂死者，擂水饮之，功同扁豆。

附方

一切泄痢：白扁豆花正开者，择净勿洗，以滚汤瀹[1]过，和小猪脊胎[2]肉一条，葱一根，胡椒七粒，酱汁拌匀，就以瀹豆花汁和面，包作小馄饨，炙熟食之。

叶

主治：霍乱吐下不止，生捣一把，入少酢，绞汁服。治吐利后转筋，立瘥。醋炙研服，治瘕疾。

造　酿　部[3]

大豆豉

诸大豆皆可为之，许慎《说文》谓豉为配盐菽[4]者，调和五味，可甘嗜也。以黑豆者入药。出襄阳、钱塘者，

---

① 瀹（yuè 月）：浸渍，煮。

② 脊胎（lǚ 吕）：脊柱。

③ 部：原脱，据目录补

④ 菽：《本草纲目》金陵本卷二十五“大豆豉”条上有“幽”字。

香美而浓。入药取中心者佳。有淡豉、咸豉。治病多用淡豉汁及咸者，当随方法。其豉心乃合豉时取其中心者，非剥皮取心也。又有麸豉、瓜豉、酱豉诸品，皆可为之，但充食品，不入药用也。时珍曰：陶[①]说“康伯”豉法，见《博物志》，云原出外国，中国谓之“康伯”，乃传此法之姓名耳。其豉调中下气最妙。黑豆性平，作豉则温，既经蒸罯，故能升能散，得葱发汗，得盐则能吐，得酒则治风，得薤则治痢，得蒜则止血，炒熟则又能止汗，亦麻黄根节之义也。方具于后。

淡豆豉　用大黑豆二三斗，六月内淘净，水浸一宿沥干，蒸熟取出，摊席上，候微温蒿覆。每三日一看，候黄衣上遍，不可太过，取晒，簸净，以水拌干湿得所[②]，以汁出指间为准，安瓮中，筑实，桑叶盖厚三寸，密封泥，于日中晒七日，取出，曝一时，又以米[③]拌入瓮。如此七次，再蒸过，摊去火气，瓮收筑封，即成矣。

咸豆豉　用大黑豆一斗煮熟，白面为衣，发七日，揉去白面；用杏仁（五升煮熟去皮，水淘四五次）、花椒（半斤）、苦瓜（晒去水气，每豆一升，入瓜一斤）、盐（六两）、姜（五斤，切碎），将后药应为末者为末，同拌匀，贮于磁瓶中，以泥封口，按东南西北轮转晒二十

① 陶：指陶弘景，南朝齐、梁时期的道教茅山派代表人物之一，也是医药家、文学家，卒谥贞白先生，著有《神农本草经集注》等。

② 得所：适当；适宜。

③ 米：据上文，或当作“水”。

一日。

砂仁三两，箘桂皮三两，大茴香一两，小茴香八两，陈皮八两，白豆蔻一两五钱，甘草五钱，草果（即草豆蔻）十个，以上八味共为末。

薄荷、紫苏，以上二味斟酌加之。

又方　柏乡吕宅传：大豆七升，拣净煮熟，候冷用白面滚匀，放在净室席上，用香蒿掩盖，待生黄衣，去蒿，晒极干，去净黄衣。每豆一升，用生甜瓜一斤，切棋子大块，每瓜一斤用盐三两五钱腌二日，腌出瓜水，留用；复将瓜块装入布袋内，用大石压之，大约一夜，以干为度，将瓜块同后药料用前留瓜水酌量拌匀入坛，紧按，离坛口一尊许，将药料末量留二三两封口，瓜水亦留数茶钟浇下，封闭其坛。坛四面书东、南、西、北四字，每日轮晒至二三七[①]，倒过坛底，又晒七七可食。

甘草八两（末），草豆蔻四两（末），肉豆蔻三两（末），砂仁六两（末），薄荷一把（去杆切丝），干姜八两（半丝半末），大茴香二两，小茴香二两，橘皮六两（丝），陈皮四两（末），箘桂皮二两（末），花椒（拣净去子）八两（半整半末），杏仁（煮熟去皮，水浸三四日，晒干）六斤

稀豆豉　大青豆一斗煮熟，用麦面二斗拌匀，装纸袋

---

① 二三七：七，七日也，此处指二或三个七日。

内，钓在阴处七日，取下卧粹[1]晒干，每斤用盐三两，先将盐入滚水内，大约用水四五十斤，候冷，拌前面豆入瓮内，放在日处，每日搅一次，务要调匀，使内无块，方将后药俱入瓮内，照前晒，搅看有红色，贮于磁瓶内，用泥封口，按东、南、西、北轮转晒之。

草豆蔻一两，白豆蔻一两，砂仁五钱，大茴香五钱，小茴香五钱，花椒一两，胡椒一两，以上七味共为末，用鲜姜一斤（半切丝，晒干用），杏仁一升（煮熟去皮用）。

豉汁 十月至正月，用好豉三斗[2]，清麻油（熬令烟断）以一升拌豉，蒸过，摊令晒干，拌再蒸，凡三遍。以白盐一升捣和，以汤淋汁三四斗，入净釜[3]，下椒、姜、葱[4]同煎，三分减一，贮于不津[5]器中，香美绝胜也。

陕府豉汁 甚胜常豉，既洁净且精也。用大豆为黄蒸，每一斗，加盐四升，椒四两，春三日、夏二日即成。半熟加生姜五两。

淡豉

苦，寒。无毒。主治：伤寒头痛寒热，温毒发斑呕逆，瘴气恶毒，烦躁满闷，虚劳喘吸，时疾热病发汗，疟

---

① 卧（bāi 掰）粹：以手将物粉碎。卧，音义同掰，以手把东西分开、折断或剥下。粹，通“碎”。

② 斗：原作“年”，据《本草纲目》金陵本卷二十五“大豆豉”条改。

③ 釜：古炊器，圆底，或有二耳，类今之“锅”。

④ 葱：《本草纲目》金陵本卷二十五“大豆豉”条下有“橘丝”二字。

⑤ 津：渗也。

疾骨蒸，下气调中，两脚疼冷，中毒药，犬咬[①]，杀六畜胎子诸毒。煮服，治血痢腹痛。熬末，能止盗汗，除烦。生捣为丸服，治寒热风，胸中生疮。研涂阴茎生疮。

诸豉应用药料书后。

甘 草

一名国老。

甘，平。无毒。主治：五脏六腑[②]寒热邪气，坚筋骨，长肌肉，倍气力，温中下气，胀满短气，伤脏咳嗽，止渴，腹中冷痛，补益肾气内伤，安魂定魄，补五劳七伤，一切虚损，健忘，通九窍，利百脉，益精养气，补脾胃，润肺，吐肺痿之脓血，消五发之疮疽，久服轻身延年，治妇人血沥腰痛，通经脉，利血气，凡虚而多热者加用之，及解小儿胎毒惊痫，降火止痛。生用泻火热，熟用散表寒，去咽痛，除邪热，缓正气。解百药毒，为九土之精，安和七十二种石，一千二百种草。以其调和有功，故有国老之称。

草果仁

即草豆蔻仁。

辛，温，涩。无毒。主治：调中补胃，健脾消食，去

① 咬：原作“吠”，据《本草纲目》金陵本卷二十五“大豆豉”条改。
② 腑：“腑”原作“肺”，据《本草纲目》金陵本卷十二“甘草”条改。

客寒，温中下气，瘴疠，霍乱，寒疟，伤暑呕吐泻痢，噎嗝反胃，痞满吐酸，痰饮积聚，心腹胃痛，一切冷气，及妇人恶阻带下，除寒燥湿，开郁破气，去口臭气，杀鱼肉酒毒。制丹砂。

附方

胃弱呕逆不食：用草豆蔻仁二枚，高良姜半两，水一盏，煮取汁，入生姜汁半合，和白面作拨刀[①]，以羊肉臛[②]汁煮熟，空心食之。

脾痛胀满：草果仁二[③]个，酒煎服之。

白豆蔻仁

辛，大温。无毒。主治：理元气，收脱气，益脾胃，补肺气，散肺中滞气及积冷气，宽膈进食，噎嗝反胃吐逆，消谷下气，除疟疾寒热，去白睛翳膜，解酒毒。

附方

胃冷恶心，凡食即欲吐：用白豆蔻子三枚，捣细，好酒一盏，温服，并饮数服佳。

脾虚反胃：白豆蔻、缩砂仁[④]各二两，丁香一两，陈廪米一升，黄土炒焦，去土研细，姜汁和丸梧子大，每服百丸，姜汤下。

---

① 拨刀：一种面点。

② 臛（huò 或）：肉羹。

③ 二：原讹作“仁”，据《本草纲目》金陵本卷十四“豆蔻”条改。

④ 仁：原讹作“二”，据《本草纲目》金陵本卷十四“白豆蔻”条改。

人忽恶心：多嚼白豆蔻子最佳。

肉豆蔻

一名肉果。宗奭[1]曰：肉豆蔻对草豆蔻为名，去壳只用肉。肉油色者佳，枯白瘦虚者劣。时珍曰：花实皆似豆蔻而无核，故名。

辛，温。无毒。主治：温中，消食止泄，调中下气，开胃，治积冷心腹胀痛，霍乱，中恶[2]鬼气冷疰[3]，呕沫冷气，解酒毒，消皮外络下气，小儿乳霍[4]，暖脾胃，固大肠。

附方

老人虚泻：肉豆蔻三钱，面裹煨熟，去面研；乳香一两，为末；陈米粉糊丸梧子大，每服五七十丸，米饮下。

冷痢腹痛，不能食者：肉豆蔻一两去皮，醋和面裹煨，捣末，每服一钱，粥饮调下。

缩砂仁

辛，温，涩。无毒。主治脾胃，补肺醒脾，养胃益

---

① 宗奭：寇宗奭，北宋本草学家，著有《本草衍义》。

② 中恶：又称客忤、卒忤。泛指感受秽毒或不正之气，突然心腹绞痛，厥逆不省人事的病症。

③ 冷疰：《备急千金要方》所谓“十疰”（气疰、劳疰、鬼疰、冷疰、生人疰、死人疰、尸疰、食疰、水疰、土疰）之一。病以阴阳偏虚，为冷邪所伤，留连脏腑，停滞经络，内外贯注，得冷则发，腹内时时痛，骨节痛疼。

④ 乳霍：小儿伤乳，吐泻腹痛。

肾，理元气，通滞气，温暖肝肾[①]，散寒饮胀痞，噎膈呕吐，虚劳劳损咳嗽，霍乱转筋，一切泻痢，宿食不消，腹中虚痛，冷气[②]痛，和中行气，下气，上气，治妇女崩中，止痛安胎，除咽喉口齿浮热，奔豚鬼疰[③]，惊痫邪气，化铜铁骨哽，能起酒香味。

附方

冷滑下痢不禁，虚羸：用缩砂仁熬为末，以羊子肝薄切掺之，瓦上焙干为末，入干姜末等分，饭丸梧子大，每服四十丸，白汤下，日二服。

又方：缩砂仁、炮附子、干姜、厚朴、陈橘皮等分，为末，饭丸梧子大，每服四十丸，米饮下，日二服。

大便泻血，三代相传者：缩砂仁为末，米饮热服二钱，以愈为度。

上气咳逆：砂仁（洗净炒研）、生姜（连皮）等分，捣烂，热酒食远泡服。

鱼骨入咽：缩砂、甘草等分，为末，绵裹含之咽汁，当随痰出矣。

误吞诸物，金银铜钱等物不化者：浓煎缩砂汤饮之，即下。

---

① 肝肾：《重修政和本草》卷九“缩沙蜜”条作“脾胃”。

② 气：《重修政和本草》卷九“缩沙蜜”条下有“腹”字。

③ 鬼疰：《备急千金要方》所谓十疰之一。病见先无他病，忽感冒恶气，当时或心腹刺痛，或闷绝倒地，其得瘥之后，又常反复发作，乃至于死，且能感染他人者。

一切食毒：缩砂仁末，水服一二钱。

薄 荷

一名菝蔺 音跋活。

茎叶 辛，温。无毒。主治：贼风伤寒，头痛发汗，恶气心腹胀满，霍乱，宿食不消，下气，通利关节，发毒汗，去愤气，破血止痢，伤风，头脑风，中风失音吐痰①，清头目，除风热，疗阴阳毒，利咽喉口齿诸病，瘰疬疮疥，风瘙瘾疹，漆疮，及小儿风涎。作菜久食，却肾气，辟邪毒，除劳气，令人口气香洁。煮汁服之，发汗，大解劳乏，亦堪生食。杵汁服，去心脏风热。含漱，去舌胎语涩。挼叶塞鼻，止衄血。捣汁涂蜂螫蛇伤。

附方

清上化痰，利咽膈，治风热：以薄荷末，炼蜜丸芡子大，每噙一丸，白砂糖和之亦可。

眼弦赤烂：薄荷，以生姜汁浸一宿，晒干为末。每用一钱，沸汤泡②洗。

血痢不止：薄荷叶煎汤常服。

蜂虿③螫伤：薄荷叶挼贴之。

---

① 痰：原作“淡”，据《本草纲目》卷十四“薄荷”条改。按：淡（tán），“痰”之古字。

② 泡：原作“炮”，据《本草纲目》卷十四“薄荷”条改。

③ 虿（chài差）：蝎子一类的毒虫。《说文·虫部》：“虿，毒虫也。”《广雅·释虫》：“虿，蝎也。”

紫　苏

一名赤苏，又名桂荏。

茎叶　辛，温。无毒。主治：补中益气，通心经，益脾胃，治心腹胀满，霍乱转筋，开胃下食，止脚气，通大小肠，除寒热，一切冷气，解肌发表，散风寒，行气宽中，消痰利肺，和血，温中止痛，定喘安胎，煮饮尤胜，与橘皮相宜，下气，除寒中，其子尤良。以叶生食作羹，杀一切鱼蟹肉毒。治蛇犬伤。

但气香，而辛甘能散气，脾胃寒人多食，恐致滑泻。

附方

感寒上气：苏叶三两，橘皮四两，酒四升，煮一升半，分再服。

霍乱胀满，未得吐下：用生苏捣汁饮之，佳。干苏煮汁亦可。

诸失血病：紫苏不限多少，入大锅内，水煎令干，去滓熬膏，以炒熟赤豆为末，和丸梧子大，每酒下三五十丸，常服之。

癫扑伤损：紫苏捣傅之，疮口自合。

伤损血出不止：以陈紫苏叶蘸所出血挼烂傅之，血不作脓，且愈后无瘢，甚妙也。

子　与叶同功

辛，温。无毒。主治：下气，除寒温中，上气咳逆，冷气及腰脚中湿气[①]风结气，调中，益五脏，止霍乱呕吐反胃，补虚劳，肥健人，利大小便，破癥结，消五膈，消痰止嗽，润心肺，治肺气喘急，治风顺气，利膈宽肠，解鱼蟹毒。研汁煮粥长食，令人肥白身香。

附方

顺气利肠：紫苏子、麻子仁等分，研烂，水滤取汁，同米煮粥食之。

治风顺气，利肠宽中：用紫苏子一升，微炒，杵，以生绢袋盛，于三斗清酒中浸三宿，少少饮之。

梦中失精：苏子一升，熬，杵，研末，酒服方寸匕，日再服。

上气咳逆：紫苏子入水研，滤汁，同粳米煮粥食之。

生　姜

时珍曰：姜，御湿之菜也。初生嫩者，其尖微紫，名紫姜，或作子姜。宿根谓之母姜也。性恶湿洳[②]而畏日，故秋热则无姜。《吕氏春秋》云：和之美者，有杨朴之姜。杨朴，地名，在西蜀。生姜之用有四：制半夏、厚朴之毒，一也；发散风寒，二也；与枣同用，辛温益脾胃元气，温中去湿，三也；与芍药同用，温经散寒，四也。孙真人云：姜为呕家圣药。盖辛以散之，呕乃气逆不散，此

① 气：《重修政和本草》卷二十八“苏”条无此字。
② 湿洳（rù 入）：潮湿。

药行阳而散气也。案广[1]《心法附余》云：凡中风、中暑、中气、中毒、中恶、干霍乱，一切卒暴之病，用姜汁与童尿服，立可解散。盖姜能开痰下气，童尿降火也。

辛，微温。无毒。要热则去皮，要冷则留皮。主治：益脾胃，散烦闷，开胃气，归五脏，除风邪寒热，伤寒头痛鼻塞，咳逆上气，止呕吐，去痰下气，除壮热，治痰喘胀满，冷痢腹痛转筋，破血，去冷气，去水气满，疗咳嗽时疾。久服，通神明，去胸中臭气狐臭，杀腹内长虫，解菌蕈诸物毒。和半夏，主心下急痛。和杏仁作煎，下急痛气实，心胸拥隔冷热气，神效。捣汁和蜜服，治中热呕逆，不能下食。和黄明胶熬，贴风湿痛甚妙。汁作煎服，下一切结实，冲胸膈恶气，神验。生用发散，熟用和中。解食野禽中毒成喉痹。浸汁，点赤眼。

古人言：秋不食姜，令人泻气。盖夏月火旺，宜汗散之，故食姜不禁。辛走气泻肺，故秋月则禁之。《晦庵语录》[2] 亦有"秋姜夭人天年"之语。《相感志》[3] 云：糟姜瓶内入蝉蜕，虽老姜无筋。亦物性有所伏耶？

附方

敕赐姜茶治痢方：以生姜切细，和好茶一两碗，任意

---

① 广：《本草纲目》原文作"方广"。方广，明代医学家，作《丹溪心法附余》。

② 晦庵语录：宋儒朱熹语录，其弟子童伯羽撰。晦庵，朱熹号。

③ 相感志：即《物类相感志》，宋时僧人赞宁所作，博物类书，多记生产、生活中所见相互作用之事物。

呷之，便瘥。若是热痢，留姜皮；冷痢，去姜皮（崔元亮[1]《集验方》）。

冷痢不止：生姜煨研为末，共干姜末等分，以醋和面作馄饨，先以水煮，又以清饮煮过，停冷，吞二七枚，以粥送下，日一度。

疟疾寒热，脾胃聚痰，发为寒热：生姜四两，捣自然汁一酒杯，露一夜。于发日五更面北立，饮即止，未止再服。

咳嗽不止：生姜五两，饧半升，火煎熟，食尽愈。段侍御用之有效。

小儿咳嗽：生姜四两，煎汤浴之。

暴逆气上：嚼姜两三片，屡效。

干呕厥逆：频嚼生姜，呕家圣药也。

呕吐不止：生姜一两，醋浆二合，银器煎取四合，连滓呷之。又杀腹内长虫。

心痞呕哕，心下痞坚：生姜八两，水三升，煮一升；半夏五合洗，水五升，煮一升。取汁同煮一升半，分再服。

反胃羸弱：母姜二斤，捣汁作粥食。又方：用生姜切片，麻油煎过为末，软柿蘸末嚼咽。

霍乱转筋，入腹欲死：生姜三两捣，酒一升，煮三两

---

① 崔元亮：唐人，唐宪宗时任驾部员外郎，密、歙、湖三州刺史，唐文宗时任右散骑常侍、虢州刺史，撰有《海上方》《集验方》。

沸服，仍以姜捣贴痛处。

霍乱腹胀，不得吐下：用生姜一斤，水七升，煮二升，分三服。

胸胁满痛，凡心胸胁下有邪气结实，硬痛胀满者：生姜一斤，捣渣留汁，慢炒待润，以绢包于患处，款款熨之，冷再以汁炒再熨，良久豁然宽快也。

暴赤眼肿：用古铜钱刮姜取汁，于钱唇点之，泪出，今日[①]点，明日愈，勿疑。

暴风客热，目赤睛痛肿者：腊月取生姜捣绞汁，阴干取粉，入铜青末等分，每以少许沸汤泡，澄清温洗，泪出妙。

满口烂疮：生姜自然汁，频频漱吐，亦可为末擦之，甚效。

牙齿疼痛：老生姜瓦焙，入枯矾末同擦之。有人日夜呻吟，用之即愈。

喉痹毒气：生姜二斤捣汁，蜜五合，煎匀，每服一合，日五服。

跌扑伤损：姜汁和酒调生面贴之。

百虫入耳：姜汁少许滴之。

两耳冻疮：生姜自然汁熬膏涂。

发背初起：生姜一块，炭火炙一层，为末，以猪胆汁

---

① 日：原讹作“口”，据《本草纲目》金陵本卷二十六“生姜”条改。

调涂。

干生姜

主治：治嗽温中，治胀满，霍乱不止，腹痛冷痢，血闭。病人虚而冷，宜加之。肺经气分之药，能益肺。姜屑，和酒服，治偏风。

姜皮

辛，凉。无毒。主治：消浮肿腹胀痞满，和脾胃，去翳。

姜叶

辛，温。无毒。主治：食鲙[①]成癥，捣汁饮，即消。

干　姜

一名白姜。干姜今惟出临海章安，数村作之。蜀汉姜旧美，荆州有好姜，而不能作干者。凡作干姜法，水淹三日，去皮置流水中六日，更刮去皮，然后晒干，置瓷缸中酿三日，乃成。颂[②]曰：造法，采根，于长流水洗过，日晒为干姜。以汉、温、池州者为良。陶说乃汉州干姜法也。时珍曰：干姜以母姜造之。今江西、襄、均皆造，以白净结实者为良，故人呼为白姜，又曰均姜。凡入药并宜炮用。元素曰：干姜大辛大热，阳中之阳，其用有四：通心助阳，一也；去脏腑沉寒痼冷，二也；

① 鲙：原作“绘”，据《本草纲目》卷二十六“生姜”条改。

② 颂：苏颂，宋代本草学家，著有《本草图经》。

发诸经之寒气，三也；治感寒腹痛[①]，四也。李杲曰：干姜生辛、炮苦，阳也。生则逐寒邪而发表，炮则除胃冷而守中。多用则耗散元气。辛以散之，是壮火食气故也，须以生甘草缓之。辛热以散里寒，同五味子用以温肺，同人参用以温胃也。

辛，温。无毒。主治：胸满咳逆上气，温中止血，出汗，逐风湿痹，肠澼下痢，生者尤良。寒冷腹痛，中恶霍乱[②]胀满，风邪诸毒，皮肤间结气，止唾血，腰肾中疼冷，冷气，破血去风，通四肢关节，开五脏六腑，宣诸络脉，去风毒冷痹，夜多小便，消痰下气，治转筋吐泻，反胃干呕，瘀血扑损，止鼻洪[③]，解冷热毒，开胃，消宿食，治心下寒痞，目睛久赤。

保昇曰：久服干姜令人目暗，余同生姜。时珍曰：《太清外术》言，孕妇不可食干姜，令胎内消。盖其性热而辛散故也。

附方

脾胃虚冷，不下食，积[④]久羸弱成瘵者：用温州白干姜，浆水煮透，取出焙干捣末，陈廪米煮粥饮丸梧子大，每服三五十丸，白汤下，其效如神。

---

① 痛：原作“痼”，据《本草纲目》金陵本卷二十六“干姜”条改。

② 乱：原字漫漶，据《本草纲目》金陵本卷二十六“干姜”条补。

③ 鼻洪：鼻衄之甚者。洪，原讹作“红”，据《重修政和本草》卷八“生姜”条改。

④ 积：原讹作“倾”，据《重修政和本草》卷八“生姜”条下改。

脾胃虚弱，饮食减少，易伤难化，无力肌瘦：用干姜频研四两，以白饧切块，水浴过，入铁铫溶化，和丸梧子大，每空心米饮下三十丸。

心脾冷痛，暖胃消痰，二姜丸：用干姜、高良姜等分，炮，研末，糊丸梧子大，每食后，橘皮汤下三十丸①。

心气卒痛：干姜末，米饮服一钱。

中寒水泻：干姜炮，研末，粥饮服二钱，即效。

寒痢青色：干姜切大豆大，每米饮服六七枚，日三夜一。累用得效。

血痢不止，干姜烧黑存性，放冷为末，每服一钱，米饮下，神妙。

脾寒疟疾：干姜、高良姜等分，为末，每服一钱，水一盏，煎至七分服。又方：干姜炒黑为末，临发时以温酒服三钱匕。

冷气咳嗽，结胀者：干姜末，热酒调服半钱，或饧糖②丸噙。

吐血不止：干姜为末，童子小便调服一钱良。

冷泪目昏：干姜粉一字炮，汤点洗之。

赤眼涩痛：白姜末，水调贴足心，甚妙。

---

① 橘皮汤下三十丸："橘"原作"诸"，《本草纲目》金陵本卷二十六"干姜"条作"猪"，今据其方源《和剂局方》卷三"二姜丸"改。"三十"，《和剂局方》作"十五至二十"。

② 结胀者……饧糖：此十五字原脱，据《本草纲目》卷二十六"干姜"条补。

目忽不见：令人嚼母姜，以舌日舐六七次，以明为度。

牙痛不止：川姜（炮）、川椒等分为末，掺之。

蛇蝎螫人：干姜、雄黄等分为末，袋盛佩之，遇螫即以傅之，便定。

大茴香

即莳香。时珍曰：茴香宿根，深冬生苗作丛，肥茎丝叶，五六月开花，如蛇床花而色黄，结子大如麦粒，轻而有细棱，俗呼为大茴香，今惟以宁夏出者第一。其他处小者，谓之小茴香。自番舶来者，实大如柏实，裂成八瓣，一瓣一核，大如豆，黄褐色，有仁，味更甜，俗呼舶茴香，又曰八角茴香，广西左右江峒中亦有之，形色与中国茴香迥别，但气味同尔，北人得之，咀嚼荐酒。

子

辛，平。无毒。得酒良，炒黄用。主治：补命门不足，暖丹田，诸瘘，霍乱，膀胱胃间冷气及盲[1]肠气，调中止痛，呕吐，干湿脚气，肾劳，癞疝阴疼，开胃下气[2]，及治蛇伤。

时珍曰：小茴香性平，理气开胃，夏月祛蝇辟臭，食料宜之。大茴香性热，多食伤目发疮，食料不宜过用。

---

① 盲：原讹作“育”，据《重修政和本草》卷九“莳香子”条改。
② 气：《重修政和本草》卷九“莳香子”条作“食”。

附方

去铃丸：用茴香二两，连皮生姜四两，同入坩器[1]内淹一伏时[2]，慢火炒之，入盐一两，为末，糊丸梧子大，每服三五十丸，空心盐酒下。此方本治脾胃虚弱病。茴香得盐则引入肾经，发出邪气，肾不受邪，病[3]自不生也。亦治小肠疝气有效。

开胃进食：茴香二两，生姜四两，同捣匀，入净器内，湿纸盖一宿，次以银、石器中，文武火炒黄焦为末，酒糊丸梧子大，每服十丸至二十五丸，温酒下。

大小便闭，鼓胀气促：八角茴香七个，大麻仁半两，为末，生葱白三七根，同研煎汤，调五苓散末服之，日一服。

小便频数：茴香不以多少，淘净，入盐少许，炒研为末，炙糯米糕蘸食之。

肾消饮水，小便如膏油：用茴香（炒）、苦楝子（炒）等分为末，每食前酒服二钱。

疝气入肾：茴香炒作二包，更换熨之。

小肠气坠：用八角茴香、小茴香各三钱，乳香少许，水服取汗。

又方：治小肠疝气，痛不可忍，用大茴香、荔枝核炒

---

① 坩（gān 干）器：盛物的陶器。

② 一伏时：一昼夜

③ 病：原讹作“命”，据《本草纲目》金陵本卷二十六“莳香”条改。

黑各等分，研末，每服一钱，温酒调下。

又方：用大茴香一两，花椒五钱，炒研，每酒服一钱。

膀胱疝痛：用舶茴香、杏仁各一两，葱白焙干五钱，为末，每酒服二钱，嚼胡桃送下。

又方：治疝气膀胱小肠痛，用茴香（盐炒）、晚蚕沙（盐炒）等分为末，炼蜜丸弹子大，每服一丸，温酒嚼下。

疝气偏坠：大茴香末一两，小茴香末一两，用牙猪尿胞一个，连尿入二末于内系定，罐内以酒煮烂，连胞捣，丸如梧子大，每服五十丸，白汤下。仙方也。

茎叶

辛，平。无毒。主治：卒恶心，腹中不安，煮食。小肠气，卒肾气冲胁，如刀刺痛，喘息不得，生捣汁一合，投热酒一合，和服。

小茴香

一名莳萝，又名慈谋勒。按《广州记》云：生波斯国。马芹子色黑而重，莳萝子色褐而轻，以此为别。善滋食味，多食无损。

苗

辛，温。无毒。主治：下气利膈。

子

辛，温。无毒。主治：健脾，开胃气，温肠，补水脏，治膈气、肾气，壮筋骨，滋食味，杀鱼、肉毒，及治小儿气胀，霍乱呕逆，腹冷不下食，两肋痞满。

附方

胁下刺痛：小茴香一两炒，枳壳五钱麸炒，为末，每服二钱，盐酒调服，神效。

闪挫腰痛：莳萝作末，酒服二钱匕。

牙齿疼痛：舶上莳萝、芸薹子、白芥子等分，研末，口中含水，随左右嗅[①]鼻，神效。

杏　实

酸，热。有小毒。生食多，伤筋骨。主治：曝[②]脯食，止渴，去冷热毒。心之果，心病宜食之。

扁鹊曰：多食动宿疾，令人目盲、须眉落。源[③]曰：多食，生痰热，昏精神。产妇尤忌之。

核仁

甘、苦，温、冷利。有小毒。两仁者杀人，可以毒狗。主治：咳逆上气雷鸣，喉痹，下气，产乳金疮，寒心奔豚，惊痫，心下烦热，风气往来，时行头痛，解肌，消心下急满痛，治腹痹不通，发汗，主温病，脚气，咳嗽喘促，除肺热，治上焦风燥，利胸膈气逆，润大肠气秘，杀虫，杀狗毒，解锡毒，治诸疮疥，消肿，去头面诸风气瘡

---

① 嗅（xiù 秀）鼻：以鼻嗅吸。

② 曝（pù 铺）：晒。

③ 源：宁源，又作宁原，明代嘉靖时京口（今镇江）人，著《食鉴本草》。

疱。入天门冬煎，润心肺。和酪作汤，润声气。

附方

咳逆上气，不拘大人小儿：以杏仁三升去皮尖，炒黄研[①]膏，入蜜一升，杵熟，每食前含之，咽汁。

卒不小便：杏仁二七枚，去皮尖，炒黄研末，米饮服之。

花　椒

《尔雅》云：椴，大椒。郭璞注云：椒丛生，实大者为椴也。《诗·唐风》云：椒聊之实，繁衍盈升。陆机《疏义》云：椒树似茱萸，有针刺，茎[②]叶坚而滑泽，味亦辛香。蜀人作茶，吴人作茗，皆以其叶合煮为香。今成皋诸山有竹叶椒，其木亦如蜀椒，小毒热，不中[③]合药也，可入饮食中及蒸鸡、豚用。

辛，温。有毒。主治：除风邪气，温中，去寒痹，上气咳嗽，久风湿痹，坚齿发，明目，久服轻身好颜色，耐老增年，通神。

胡　椒

恭[④]曰：胡椒生西戎，形如鼠李子，调食用之，味甚

---

① 研：原作“砂”，据《本草纲目》金陵本卷二十九“杏”条改。

② 茎：原缺，据《重修政和本草》卷十三“秦椒”条补。

③ 不中：不适合。

④ 恭：唐代医学家苏敬，主编《新修本草》传世。宋人因避宋太祖赵匡胤祖父赵敬讳，改称苏恭。

辛辣。

辛，大温。无毒。主治：下气温中，去痰，除脏腑中风冷，去胃口虚冷气，宿食不消，霍乱气逆，心腹卒痛，冷气上冲，调五脏，壮肾气，治冷痢，杀一切鱼、肉、鳖、蕈毒。

多食损肺，令人吐血，及走气助火，昏目发疮。热病人尤宜忌之。惟绿豆制椒毒也。

附方

赤白下痢：胡椒、绿豆各一岁一粒，为末[1]，糊丸梧子大，红用生姜，白用米汤下。

陈　皮

一名黄橘皮，又名红皮。弘景曰：橘皮疗气大胜。以东橘为好，西江者不如。须陈旧者为良。好古曰：橘皮以色红日久者为佳，故曰红皮、陈皮。去白者曰橘红也。

苦、辛，温。无毒。主治：胸中瘕热逆气，利水谷，清痰涎，治上气咳嗽，开胃，主气痢，破癥瘕痃癖[2]，解鱼蟹[3]毒，久服去臭，下气通神。

附方

橘皮汤，治男女伤寒并一切杂病呕哕，手足逆冷者：

---

① 末：原讹作“漠”，据《本草纲目》卷三十二“胡椒”条改。

② 痃癖：病名。与积聚相类，是脐腹部或胁肋部患有癖块的泛称。又有认为痃与癖是两种证候：痃是积在脐周两旁，有条状物扛起，大小不一，或痛或不痛；癖指积块隐匿于两胁肋之间。

③ 蟹：《本草纲目》金陵本卷三十“橘”条作“腥”。

用橘皮四两，生姜一两，水二升，煎一升，徐徐呷之即止。

反胃吐食：真橘皮，以日照西壁土炒香为末，每服二[①]钱，生姜三片，枣肉一枚，水二钟，煎一钟温服。

卒然食噎：橘皮一两，汤浸去瓤，焙为末，以水一大盏，煎半盏，热服。

经年气嗽：橘皮、神曲、生姜焙干等分，为末，蒸饼和丸梧桐子大，每服三五十丸，食后、夜卧各一服。有人患此服之，兼旧患膀胱气皆愈也。

化食消痰，胸中热气：用橘皮半两微熬，为末。水煎代茶，细呷。

大肠闷塞：陈皮连白，酒煮焙研末，每温酒服二钱。

小儿疳瘦，久服消食和气，长肌肉：用陈橘皮一两，黄连以米泔水浸一日，一两半，研末，入麝三分，用[②]猪胆盛药，以浆水煮取出，用粟米饭和，丸绿豆大，每服一、二十丸，米饮下。

箘桂

音窘。筒桂，又名小桂。恭曰：箘者，竹名。此桂嫩而易卷如筒，即古所用筒桂也。筒似[③]箘字，后人误书为箘，

---

① 二：原作“三”，据《本草纲目》金陵本卷三十“橘”条改。

② 用：其前原衍“用”字，据《本草纲目》金陵本卷三十“橘”条删。

③ 似：原讹作“侣”，据《本草纲目》卷三十四“箘桂”条改。

习而成俗，亦复因循也。时珍曰：今本[1]草又作从草之菌，愈误矣。牡桂为大桂，故此称小桂。

皮，三月、七月采。

辛，温。无毒。主治：百病，养精神，和颜色，为诸药先聘通使。久服轻身不老，面生光华，媚好常如童子。

以上十六味俱是豆豉药料。

绿豆粉

甘，凉，平。无毒。主治：解诸热，益气，酒食诸毒，菰菌、砒毒，治发背痈疽疮肿，及汤火伤灼。新水调服，治霍乱转筋。

脾胃虚人不可多食。

附[2]方

霍乱吐利：绿豆粉、白糖各二[3]两，新汲水调服，即愈。

疮气呕吐：绿豆粉三钱，胭脂[4]半钱，研匀，新汲水调下，一服立止。

解烧酒毒：绿豆粉荡皮，多食之即解。

解砒石毒：绿豆粉、寒水石等分，以蓝根汁调服三五钱。

---

① 本：原讹作“木”，据《本草纲目》金陵本卷二十四“绿豆”条改。
② 附：原作“内”，据本书体例改。
③ 二：原讹作“三”，据《本草纲目》金陵本卷二十四“绿豆”条改。
④ 胭脂：《本草纲目》金陵本卷二十四“绿豆”条作“干胭脂”。

诸药毒死，心头尚温者：用绿豆粉、新汲水调水服。

痘疮湿烂不结痂疕[1]者：用干粉扑之。

豆 腐

时珍曰：豆腐之法，始于汉淮南王刘安。凡黑豆、黄豆及白豆、泥豆、豌豆、绿豆之类，皆可为之。水浸硙[2]碎，滤去滓，煎成，以盐卤汁或山矾叶或酸浆、醋淀就釜收之。又有入缸内，以石膏末收。大抵得咸、苦、酸、辛之物，皆可收敛耳。其面上凝结者，揭取晾干[3]，名豆腐皮，入馔甚佳也。按《延寿书》[4] 云：有人好食豆腐中毒，医不能治。作腐家言：莱菔入汤中则腐不成，遂以莱菔汤下药而愈。

甘，咸，寒。有小毒。主治：宽中益气，和脾胃，消胀满，下大肠浊气，清热散血。

寒而动气，发肾气、疮疥、头风，杏仁可解。大抵暑月恐有人汗，尤宜慎之。

附方

休息久痢：白豆腐，醋煎食之，即愈。

烧酒醉死，心头热者：用热豆腐细切片，遍身贴之，

---

① 疕（bǐ 比）：疮上所结薄壳。

② 硙（wèi 为）：磨碎。

③ 晾（làng 浪）干：晾干。

④ 延寿书：即《三元参赞延寿书》，养生书，宋末元初医人李鹏飞所著。李氏自号九华澄心老人。

冷即换之，苏[1]省乃止。

神　曲

时珍曰：昔人用曲，多是造酒之曲。后医乃造神曲，专以供药，力更胜之。盖取诸神聚会之日造之，故得神名。其曲阳中之阳也，入足阳明经。凡用，须火炒黄，以助土气。生用能发其生气，熟用能敛其暴气也。陈久者良。方具于后。五月五日，或六月六日，或三伏时，用白面百斤，青蒿自然汁三升，赤小豆末、杏仁泥各三升，苍耳自然汁、野蓼自然汁各三升，以配白虎、青龙、朱雀、玄武、勾陈[2]、螣蛇[3]六神，用汁和面、豆、杏仁作饼，麻叶或楮叶包罯，如造酱黄法，待生黄衣，晒收之。

甘，辛，温。无毒。主治：健脾暖胃，养胃气，化水谷宿食，癥结积滞，消食下气，除痰逆，霍乱，泄痢胀满。

附方

闪挫腰痛：用神曲煅过淬酒温服，有效。

妇人产后欲回乳者：神曲炒研，酒服二钱，日二即止，甚验。

---

① 苏（sū 苏）：苏醒，死而复生。

② 勾陈：土神，明·周祈《名义考》：“勾陈，鹿头龙身，天上神兽也。”

③ 螣蛇：能飞的神蛇。《尔雅·释鱼》：“螣，螣蛇。”郭璞注：“龙类也，能兴云雾而游其中。”

食积心痛：用陈神曲一块，烧红淬酒，二[①]大碗服。

酱

时珍曰：酱者，将也。面酱有大麦、小麦、甜酱、麸酱之属，豆酱有大豆、小豆、豌豆及豆油之属。酱多以豆作，纯麦者少。当以豆酱入药，陈久者弥好也。宗奭曰：圣人不得酱不食，意欲五味和，五脏悦而受之。此亦安乐之一端也。

咸，冷利[②]。无毒。主治：除热，止烦满，杀百药毒及一切鱼、肉、菜蔬、蕈毒，并治蛇虫蜂虿等毒，涂猘[③]犬咬皆效。

同鲤鱼食，生[④]口疮。妊娠合雀肉食之，令儿面黑。小儿多食发无辜[⑤]，生痰动气。

附方

大便不通：酱汁灌入下部，效。

中砒毒：新汲水调酱服即解。

飞蚁、蛾、虫入耳：酱汁灌之即出。

汤火伤灼未成疮者：酱涂之效。

---

① 二：原作“三”，据《本草纲目》金陵本卷二十五“神曲”条改。

② 利：原讹作“痢”，据《本草纲目》金陵本卷二十五“酱”条改。

③ 猘（zhì 至）犬：疯犬。

④ 生：原讹作“主”，据《本草纲目》金陵本卷二十五“酱”条改。

⑤ 无辜：小儿羸病。初作“辜姑”，明·胡侍《真珠船·辜姑》：“《韵会》云：‘辜姑，小儿羸病。’今云无辜，声之讹也。”

醋

一名酢，又名醯，酢音醋，醯音兮。时珍曰：醋，措也。能措置食毒也。有米醋、麦醋、曲醋、糠醋、糟醋、饧醋、桃醋，葡萄、大枣、蘡薁等诸杂果醋。惟米醋比诸醋最酽，二三年者入药，以谷气全也，故胜诸醋，余止可啖，不可入药也。大麦醋良。产妇房中，常以火炭沃[1]醋气为佳，酸益血也。大抵用醋无非取其酸收之义，而又有散瘀解毒之功，或云醋能少饮，辟寒胜酒。

米醋

酸、苦，温。无毒。主治：下气除烦，消痈肿，散瘀血、水气，治黄疸、黄汗，理诸药，消毒，杀恶、邪毒，及一切鱼、肉、菜毒。治妇人心痛血气，并产后血运[2]，除癥块坚积，消食，破结气，心中酸水痰饮，及伤损金疮出血昏运。醋磨青木香，止卒心痛、血气痛。浸黄檗含之，治口疮。调大黄末，涂肿毒。煎生大黄服，治痃癖甚良。

多食损胃，损筋骨、肌脏，令人无颜色，伤脾，肉胎[3]而唇揭。醋发诸药，不可同食。服茯苓、丹参人，不可食醋。王戬自幼不食醋，年逾八十，犹能传神也。

---

① 沃：浸泡。《广雅·释诂二》：“沃，渍也。”

② 产后血运：亦称“产后血晕”，产后危急重症之一，病由血虚气脱或瘀阻气闭而致产妇分娩后突然头晕眼花，不能起坐，或心胸满闷，恶心呕吐，痰涌气急，心烦不安，甚则神昏口噤，不省人事。

③ 胎（zhù住）：皱缩。

附方

霍乱吐利：盐、醋煎服甚良。

出汗不滴，瘦却腰脚，并耳聋者：米醋浸荆三棱，夏四日，冬六日，为末，醋汤调下二钱，即瘥。

舌肿不消：以醋和釜底墨，厚傅舌之上下，脱则更傅，须臾即消。

牙齿疼痛：大醋一升[①]，煮枸杞白皮一升，取半升，含漱即瘥。

痈疽不溃：醋和雀屎如小豆大，傅疮头上，即穿也。

诸虫入耳：凡百节、蚰蜒、蚁入耳，以醋注入，起行即出。

食鸡子毒：饮酽[②]醋少许即消。

中砒石毒：饮酽醋，得吐即愈，不可饮水。

汤火伤灼：即以酸醋淋洗，并以醋泥涂之甚妙[③]，亦无瘢痕也。

乳痈坚硬：以罐盛醋，烧热石投之二次，温渍之，冷[④]则更烧石投之，不过三次即愈。

胎死不下，月未足者：大豆煮醋服三升，立便分解，未下再服。

---

① 一升：原脱，据《重修政和本草》卷二十六“醋”条墨盖子下补。

② 酽：《本草纲目》金陵本卷二十五“醋”条无此字。

③ 甚妙：二字原脱，据《本草纲目》金陵本卷二十五“醋”条补。

④ 二次……冷：原文脱，据《本草纲目》金陵本卷二十五“醋”条补。

胞衣不下，腹满则杀人：以水入醋少许，噀面，神效。

酒

《战国策》云：帝女仪狄造酒，进之于禹。《说文》云：少康造酒。即杜康也。然《本草》已著酒名，《素问》亦有酒浆，则酒自黄帝始，非仪狄矣。秫、黍、粳、糯、粟、蜜、葡萄等色，皆可造之。凡好酒欲熟时，皆能候风潮而转，此是合阴阳也。诸酒醇醨[①]不同，惟米酒清美者入药。时珍曰：酒，天之美禄也；又就也，所以就人之善恶也。少饮则和血行气，壮神御寒，消愁遣兴。邵尧夫[②]诗云："美酒饮教微醉后。"此得饮酒之妙，所谓醉中趣、壶中天者也。好古曰：酒能引诸经，味之辛者能散，苦者能下，淡者则利小便，甘者能居中而缓。用为导引，可以通行一身之表。醇酒理宜冷饮，有三益焉，过于肺，入于胃，然后微温：肺得温中之寒[③]，可以补气；次得寒中之温，可以养胃；冷酒行迟，传化以渐，人不得恣饮也。大寒凝海，惟酒不冰，明其性热，独冠群物。药家多用以行其势[④]。《博物志》云：王肃、张衡、马均三人，冒雾晨行。一人饮酒，一人饱食，一人空腹。

---

① 醇醨（lí 黎）：醇，厚酒；醨，薄酒。此处言酒味之厚薄。
② 邵尧夫：北宋哲学家邵雍，字尧夫，著有《皇极经世书》等。
③ 寒：原作"意"，据《本草纲目》金陵本卷二十五"酒"条改。
④ 势：原作"热"，据《本草纲目》金陵本卷二十五"酒"条改。

空腹者死，饱食者病，饮酒者健。此酒势辟恶，胜于作食之效也。

米酒

苦、甘、辛，大热。有毒。主治：通血脉，厚肠胃，润皮肤，养脾气，扶肝，除风下气，散湿气，消忧发怒，宣言畅意，行药势，杀百邪恶毒气，解马肉、桐油毒，丹石发动诸病，热饮之甚良。

不可过饮。

附方

惊怖卒死：温酒灌之即醒。

鬼击[①]诸病，卒然着人[②]，如刀刺状，胸腹内切痛，不可抑按，或吐血、鼻血、下血，一名鬼排：以醇酒吹两鼻内，良。

马气入疮，或马汗、马毛入疮，皆致肿痛烦热，入腹则杀人：多饮醇酒，至醉愈妙。

老酒

腊月酿造者，可经数十年不坏。

主治：和血养气，暖胃辟寒。

发痰动火。

---

① 鬼击：古病名，一名鬼排。指突然胸腹绞痛或出血的疾患。

② 人：原作“力”，据《本草纲目》金陵本卷二十五“酒”条改。

社坛[1]余胙酒[2]

主治：小儿语迟，纳口中佳。又以喷屋四角，辟蚊子。又饮之治聋。时珍曰：俗传社酒治聋，故李涛有“社翁今日没心情，为寄治聋酒一瓶”之句。

薏苡仁酒

主治：去风湿，强筋骨，健脾胃。用绝好薏苡仁粉，同曲、米酿酒，或袋盛煮酒饮。

天门冬酒

主治：润五脏，和血脉，久服除五劳七伤，癫痫恶疾。常令酒气相接，勿令大醉，忌生冷。十日当出风疹毒气，三十日乃已，五十日不知风吹也。冬月用天门冬去心煮汁，同曲、米酿成。初熟微酸，久乃味佳。

菊花酒

主治：头风，明耳目，去痿痹，消百病。用甘菊花煎汁，同曲、米酿酒，或加地黄、当归、枸杞诸药亦佳。

桑椹酒

主治：补五脏，明耳目。治水肿，不下则满，下之即虚，入腹中则十无一活。用桑椹捣汁煎过，同曲、米如常酿酒饮。

蜜酒

主治：风疹，风癣。用沙蜜一斤，糯饭一斤，面曲五

① 社坛：古代祭祀土神之坛。

② 胙酒：祭祀用的酒。

两，熟水五升，同入瓶内，封七日成酒。寻常以蜜入酒代之，亦良。

姜酒

主治：偏风，中恶疰[1]忤，心腹冷痛。以姜浸酒，暖服一碗即止。

缩砂酒

主治：消食和中，下气，止心腹痛。砂仁炒研，袋盛浸酒煮饮。

椒柏酒

元旦饮之，辟一切疫疠不正之气。除夕以椒三七粒，东向侧柏叶七枝，浸酒一瓶饮。

神曲酒

主治：闪肭[2]腰痛。神曲烧赤，淬酒饮之。

鹿头酒

主治：虚劳不足，消渴，夜梦鬼物，补益精气。鹿头煮烂捣泥，连汁和面、米酿酒饮，少入葱、椒。

鹿茸酒

主治：阳虚痿弱，小便频数，劳损诸虚。用鹿茸、山药浸酒服。

---

① 疰：亦作“注”，谓转注、留住，指具有传染性、病程缠绵的一类疾病，变证多端，名称各异。

② 闪肭（nǜ 衄）：扭伤。

羊羔酒

大补元气，健脾胃，益腰肾。宣和化成殿真方：用米一石，如常浸浆，嫩肥羊肉七斤，曲十四两，杏仁一斤，同煮烂，连汁拌末，入木香一两同酿，勿犯水，十日熟，亟①甘滑。

又法，用羊肉五斤蒸烂，酒浸一宿，入消梨七个，同捣取汁，和曲、米酿酒饮之。

烧酒

一名火酒，又名阿剌吉酒。此酒，纯阳毒物也，面有细花者为真。与火同性，得火即燃，同乎焰硝。北人四时饮之，南人止暑月饮之。其味辛甘，升扬发散，其气燥热，胜湿祛寒。辛先入肺，和水饮之，则抑使下行，通调水道。暑月饮之，汗出而膈快身凉。

辛、甘，大热。有大毒。盐、冷水、绿豆粉解其毒。主治：消冷积寒气，燥湿痰，开郁结，止水泄，霍乱，疟疾，噎膈，心腹冷痛，阴毒欲死，杀虫辟瘴，利小便，坚大便。洗赤目肿痛有效，或云，有人病赤目，以烧酒入盐饮之，而痛止肿消。盖烧酒性走，引盐通行经络，使郁结开而邪热散，此亦反治劫剂②也。

过饮败胃伤胆，丧心损寿，甚则黑肠腐胃，杀人顷刻。与姜、蒜同食，令人生痔。善摄生者宜戒之。

---

① 亟：极也。
② 劫剂：猛烈的药剂。

附方

冷气心痛：烧酒入飞盐，饮即止。

阴毒腹痛：烧酒温饮，汗出即止。

呕逆不止：真火酒一杯，新汲水一杯，和服甚妙。

寒痰咳嗽：烧酒四两，猪脂、蜜、香油、茶末各四两，同浸酒内，煮成一处，每日挑食，以茶下之，取效。

寒湿泄泻，小便清者：以头烧酒饮之，即止。

耳中有核，如枣核大，痛不可动者：以火酒滴入，仰之半时，即可箝[①]出。

风虫牙痛：烧酒浸花椒，频频漱之。

① 箝（qián 前）：夹住。

卷之二

果　部

李时珍曰：木实曰果，草实曰蓏[①]。熟则可食，干则可脯。丰俭可以济时，疾苦可以备药。辅助粒食，以养民生。故《素问》云，五果为助。五果者，以五味、五色应五脏，李、杏、桃、栗、枣是矣。占[②]书欲知五谷之收否，但看五果之盛衰。李主小豆，杏主大麦，桃主小麦，栗主稻，枣主禾。《礼记·内则》列果品菱、椇、榛、瓜之类。《周官》职方氏辨五地之物，山林宜皂物，柞、栗之属；川泽宜膏物，菱、芡之属；丘陵宜核物，梅、李之属；甸师[③]掌野果蓏；场人[④]树果蓏珍异之物，以时藏之。观此，则果蓏之土产常异，性味良毒，岂可纵嗜欲而不知物理乎？

李

一名嘉庆子。按王祯《农书》云：北方一种御黄李，

---

① 蓏（luǒ 裸）：草本植物的果实。

② 占：《本草纲目》金陵本作“古”。

③ 甸师：《周礼》官名，负责征用民力耕种天子的田，并有提供祭品，代王受灾，负责执行与王同姓的贵族刑罚及提供伙房柴禾等责。

④ 场人：《周礼》官名，掌管国之场圃。《周礼·地官·场人》：“场人掌国之场圃，而树之果蓏珍异之物，以时敛而藏之。”

形大而肉厚核小，甘香而美；江南建宁一种均亭李，紫而肥大，味甘如蜜；有擘李，熟则自裂；有糕李，肥粘如糕。皆李之嘉美者也。

苦、酸，微温。无毒。主治：曝食，去痼热，调中，去骨节间劳热，肝病宜食之。

《大明》[①] 曰：多食令人胪胀，发虚热。诜[②]曰：临水食之，令发痰疟。不可合雀肉食。合蜜食，损五脏。宗奭曰：不可合浆水食，发霍乱，涩气而然。服术人忌之。

核仁

苦，平。无毒。主治：僵仆踒折[③]，瘀血骨痛，令人好颜色，治女子少腹肿满，利小肠，下水气，除浮肿，治面䵟黑子。

附方

女人面䵟：用李核仁去皮细研，以鸡子白和如稀饧涂之，至旦以浆水洗去，后涂胡粉，不过五六日效，忌见风。

蝎虿螫痛：苦李仁嚼涂之，良。

杏

《西京杂记》载蓬莱杏花五色，盖异种也。按王祯

① 大明：即《日华子诸家本草》，简称《日华子本草》，有云系北宋开宝年间日华子大明集其时诸家本草而成，述功用甚详而有新意。

② 诜：孟诜，唐代医学家，著有《食疗本草》《必效方》《补养方》。

③ 踒折：足骨折断，又泛指骨折。

《农书》云：北方肉杏甚佳，赤大而扁，谓之金刚拳。凡杏熟时，榨浓汁，涂盘中晒干，以手摩刮收之。可和水调麨[①]食，亦五果为助之义也。

酸，热。有小毒。主治：暴脯食，止渴，去冷热毒。心之果，心病宜食之。

宗奭曰：凡杏性皆热。生食多，伤筋骨。小儿多食，致疮痈膈热。扁鹊曰：多食动宿疾，令人目盲、须眉落。源曰：多食，生痰热，昏精神。产妇尤忌之。

核仁

颂曰：古方用杏仁修治如法，自朝蒸至午，便以慢火微炒[②]，至七日乃收之。每旦空腹啖之，久久不止，驻颜延年，云是夏姬[③]之法。然杏仁能使人血溢，少误必出血不已，或至委顿，故近人少有服者。或云，服至二三年，往往或泻，或脐中出物，皆不可治也。按《医余》云：凡索面、豆粉近杏仁则烂。顷[④]一兵官食粉成积，医师以积气丸、杏仁相半研为丸，熟水下，数服愈。

甘、苦，温、冷利。

有小毒。两仁者杀人，可以毒狗。

---

① 麨（chǎo 吵）：即炒面或炒米粉。

② 炒：《本草纲目》亦作“炒”，《重修政和本草》卷二十三“杏核人”条作“烘”。

③ 夏姬：春秋时代郑穆公之女，姬姓而为夏御叔妻，因称夏姬，貌美且通驻颜之术。

④ 顷：往昔。

附方

补肺丸，治咳嗽：用杏仁二大升（山中者不用，去双仁者），以童子小便二斗浸之，春夏七日，秋冬二七日，连皮尖于砂盆中研滤取汁，煮令鱼眼沸，候软如面糊即成。以粗布摊曝之，可丸即丸服之。食前后总须服三五十丸，茶、酒任下。忌白水粥。

卒不小便：杏仁二七枚，去皮尖，炒[1]黄研末，米饮服之。

血崩不止，诸药不效，服此立止：用甜杏仁上黄皮，烧存性，为末，每服三钱，空心热酒服。

巴旦杏

一名八担杏，一名忽鹿麻。时珍曰：巴旦杏出回回旧地，今关西诸土亦有。树如杏而叶差小，实亦尖小而肉薄，其核如梅核，壳薄而仁甘美，点茶食之，味如榛子，西人以充方物。

甘，平、温。无毒。主治：止咳下气，消心腹逆闷。时珍：出《饮膳正要》[2]。

梅

酸，平。无毒。

---

① 炒：原作“砂”，据《本草纲目》金陵本卷二十九“杏”条改。

② 饮膳正要：元代饮膳太医忽思慧所撰食疗专著。下文又简作“《正要》”。

《大明》曰：多食损齿伤筋，蚀脾胃，令人发膈上痰热。服黄精人忌食之。食梅齿齼[①]者，嚼胡桃肉解之。

桃

杨维桢[②]、宋濂[③]集中并载元朝御库蟠桃，核大如碗，以为神异。按王子年《拾遗记》[④] 载：汉明帝时，常山献巨核桃，霜下始花，隆暑方熟。《玄中记》[⑤] 载：积石之桃，大如斗斛器。《酉阳杂俎》[⑥] 载：九疑有桃核，半扇可容米一升，及蜀后主有桃核杯，半扇容水五升，良久如酒味可饮。此皆桃之极大者。昔人谓桃为仙果，殆此类欤？生桃切片瀹过，曝干为脯，可充果食。又桃酢法：取烂熟桃纳瓮中，盖口七日，漉去皮核，密封二七日酢成，香美可食。《种树书》云：柿接桃则为金桃，李接桃则为李桃，梅接桃则脆。桃树生虫，煮猪头汁浇之即止。皆物性之微妙也。

辛、酸、甘，热。微毒。主治：作脯食，益颜色，肺之果，肺病宜食之。

多食令人有热。诜曰：能发丹石毒，生者尤损人。时

---

① 齼（chǔ 楚）：牙齿接触酸味的感觉。

② 杨维桢：“桢”原作“祯”。杨维桢，元末明初文学家。

③ 宋濂：明初文学家。

④ 拾遗记：又名《拾遗录》，志怪之书，东晋王嘉（字子年）所作。

⑤ 玄中记：博物地理志怪集，昔人郭璞所作。

⑥ 酉阳杂俎：唐人笔记，段成式所作，虽多诡怪不经之谈、荒渺无稽之物，而遗文秘籍，亦往往错出其中。

珍曰：生桃多食，令人膨胀及生痈疖，有损无益。五果列桃为下以此。

核仁

苦、甘，平。无毒。主治：血结血秘血燥，通润大便，破蓄血，杀三虫。又，每夜嚼一枚和蜜，涂手、面良。

附方

延年去风，令人光润：用桃仁五合去皮，用粳米饭浆同研，绞汁令尽，温温洗面极妙。

大便不快，里急后重：用桃仁三两去皮，吴茱萸二两，食盐一两，同炒熟，去盐、茱，每嚼桃仁五七粒。

花

《别录》[①] 曰：三月三日采，拣净，以绢袋盛，悬檐下令干用。

苦，平。无毒。主治：杀疰恶鬼，除水气，破石淋，利大小便，下三虫。令人好颜色。

敩[②]曰：勿用千叶者，令人鼻衄不止，目黄。

附方

大便艰难：桃花为末，水服方寸匕，即通。

头上秃疮：三月三日收未开桃花阴干，与桑椹赤者等

① 别录：又称《名医别录》，本草名著，传为陶弘景所集，内容为魏晋以后名医的用药经验心得。

② 敩（xiào 孝）：即雷敩，传说为炮制学专著《雷公炮炙论》作者，事迹不详。

分作末，以猪脂和，先取灰汁洗去痂，即涂之。

叶

按许叔微[1]《本事方》云：伤寒病，医者须顾表里，循次第。昔范云为梁武帝属官，得时疫热疾，召徐文伯诊之。是时武帝有九锡[2]之命，期在旦夕。云恐不预，求速愈。文伯曰：此甚易，政[3]恐二年后不坐起尔。云曰：朝闻道夕死可矣，况二年乎。文伯乃以火煅地，布桃、柏叶于上，令云卧之，少顷汗出，粉之，翌日遂愈。后二年云果卒。取汗先期，尚能促寿，况不顾表里时日，便欲速愈者乎？夫桃叶发汗，妙法也，犹有此戒，可不慎与。

附方

二便不通：桃叶杵汁半升服。冬用榆皮。

卒得心痛：东引桃枝一把切，以酒一升，煎半升，顿服，大效。

栗

诜[4]曰：吴栗虽大，味短，不如北栗。凡栗日中曝干食，即下气补益，不尔[5]犹有木气，不补益也。

---

① 许叔微：南宋医学家。撰《普济本事方》《伤寒百证歌》《伤寒发微论》《伤寒九十论》等。

② 九锡之命：意为禅让。九锡，古时天子赐给大臣的九种器物，为最高礼遇，常是篡位、禅让之前奏。

③ 政：通“正”。只，就。

④ 诜：原作“铣”，据《本草纲目》金陵本卷二十九“栗”条改。

⑤ 不尔：否则，不然。

咸，温。无毒。

宗奭曰：小儿不可多食。生则难化，熟则滞气，膈食生虫，往往致病。

枣

生枣

甘、辛，热。无毒。

多食令人寒热。凡[1]羸瘦者不可食。思邈曰：多食令人热渴膨胀，动脏腑，损脾元，助湿热。

大枣

一名干枣。《别录》曰：八月采，曝干。瑞[2]曰：此即晒干大枣也。味最良美，故宜入药。今人亦有用胶枣之肥大者。

甘，平。无毒。主治：心腹邪气，安中，养脾气，平胃气，通九窍，助十二经，补少气、少津液、身中不足。思邈曰：甘、辛，热，滑，无毒。

《大明》曰：有齿病、疳病、虫䘌[3]人不宜啖枣，小儿尤不宜食。又忌与葱同食，令人五脏不和。与鱼同食，令人腰腹痛。时珍曰：今人蒸枣多用糖、蜜拌过，久食最损脾、助湿热也。啖枣多，令人齿黄生䘌，故嵇康《养生

---

① 凡：原作"几"，《本草纲目》金陵本卷二十九"栗"条作"儿"，疑缺损，按文义作"凡"。

② 瑞：即吴瑞，元代医家，著有《日用本草》。

③ 䘌（nì逆）：虫食病。

论》云：齿处晋而黄，虱处头而黑。

附方

调和胃气：以干枣去核，缓火逼燥为末，量多少入少生姜末，白汤点服，调和胃气甚良。

咒枣治疟：执枣一枚，咒曰：吾有枣一枚，一心归大道，优他或优降，或劈火烧之。念七遍，吹枣上，与病人食之，即愈。

烦闷不眠：大枣十四枚，葱白七茎，水三升，煮一升，顿服。

卒急心疼：《海上方》[1] 诀云：一个乌梅二个枣，七个杏仁一处捣，男酒女醋送下之，不害心疼直到老。

食椒闭气：京枣食之即解也。

梨

一名快果，一名玉乳。震亨曰：梨者，利也。其性下行流利也。紫花梨，疗心热。唐武宗有此疾，百药不效。青城山邢道人以此梨绞汁进之，帝疾遂愈。复求之，不可得。常山郡忽有一株，因缄封[2]以进。帝多食之，解烦燥殊效。岁久木枯，不复有种，今人不得而用之矣。魏文帝诏云：真定御梨大如拳，甘如蜜，脆如菱，可以解烦释

---

① 海上方：又称《孙真人海上方》，谓唐代孙思邈所撰，今多以为托名。又有云或当为宋人处州知州钱竽所撰者。书凡记121种病证之单验方，均作七言绝句以述之。此处所列卒急心疼方，风格颇类似，然不见今本。

② 缄封：封闭包裹。

悁①。辛氏《三秦记》② 云：含消梨大如五升器，坠地则破，须以囊承取之。汉武帝尝种于上苑。此又梨之奇品也。《物类相感志》言：梨与萝卜相间收藏，或削梨蒂种于萝卜上藏之，皆可经年不烂。今北人每于树上包裹，过冬乃摘，亦妙。慎微③曰：孙光宪《北梦琐言》④ 云，有一朝士见奉御梁新，诊之，曰：风疾已深，请速归去。复见鄜州马医赵鄂，诊之，言与梁同，但请多吃消梨，咀龁⑤不及，绞汁而饮。到家旬日，唯吃消梨，顿爽也。按《类编》云：一士人状若有疾，厌厌无聊，往谒杨吉老诊之。杨曰：君热证已极，气血消铄，此去三年，当以疽死。士人不乐而去。闻茅山有道士，医术通神，而不欲自鸣。乃衣仆衣，诣山拜之，愿执薪水之役。道士留置弟子中。久之以实白道士。道士诊之，笑曰：汝便下山，但日日吃好梨一颗，如生梨已尽，则取干者泡汤，食滓饮汁，疾自当平。士人如其戒，经一岁复见吉老。见其颜貌腴泽，脉息和平，惊曰：君必遇异人，不然岂有痊理？士人备告吉老。吉老具衣冠望茅山设拜，自咎其学之未至。此

---

① 悁（yuān 渊）：忿怒；忧愁。

② 三秦记：汉人辛氏撰，地理志，记秦汉时三秦山川地理、民情风俗、都邑宫室。

③ 慎微：即唐慎微，宋时名医，所撰《证类本草》，为本草学极重要著作。

④ 北梦琐言：宋人孙光宪所作，记唐武宗以后至五代史事、士大夫言行和风俗民情等。

⑤ 龁（hé 何）：咬嚼。

与《琐言》之说仿佛。观夫二条，则梨之功岂小补哉？然惟乳梨、鹅梨、消梨可食，余梨则亦不能去病也。

甘、微酸，寒。无毒。主治：热嗽，止渴，切片贴汤火伤，止痛不烂。

多食令人寒中萎困。金疮、乳妇、血虚者，尤不可食。

志[1]曰：别本云，梨，甘寒，多食成冷痢。桑梨，生食冷中，不益人。

附方

消渴饮水：用香水梨，或鹅梨，或江南雪梨皆可，取汁以蜜汤熬成瓶收，无时以热水或冷水调服，愈乃止。

卒得咳嗽：颂曰：崔元亮《海上方》，用好梨去核，捣汁一碗，入椒四十粒，煎一沸去滓，纳黑饧一大两，消讫，细细含咽立定。诜曰：用梨一颗，刺五十孔，每孔纳椒一粒，面裹灰火煨熟，停冷去椒食之。

虚损风疾，接命丹，治男妇气血衰弱，痰火上升，虚损之证，又治中风不语，左瘫右[2]缓，手足疼痛，动履不便，饮食少进诸证：用人乳二杯，香甜白者为佳，以好梨汁一杯和匀，银石器内顿滚滚，每日五更一服，能消痰补虚，生血延寿。此乃以人补人，其妙无加。

① 志：宋代道士马志，参编宋代《开宝本草》。
② 右：原讹作“左”，据《本草纲目》卷五十二“乳汁”条改。

柿

音士。世传柿有七绝：一多寿，二多阴，三无鸟巢，四无虫蠹，五霜叶可玩，六嘉实[①]，七落叶肥滑，可以临书也。

烘柿

时珍曰：烘柿，非谓火烘也。即青绿之柿，收置器中，自然红熟如烘成，涩味尽去，其甘如蜜。

甘，寒，涩。无毒。

弘景曰：生柿性冷，鹿心柿尤不可食，令人腹痛。案王璆[②]《百一选方》云：一人食蟹，多食红柿，至夜大吐，继之以血，昏不省人。一道者云：惟木香可解。乃磨汁灌之，即渐苏醒而愈也。

白柿

一名柿霜。时珍曰：白柿即干柿生霜者。其法用大柿去皮捻扁，日晒夜露至干，内瓮中，待生白霜乃取出。今人谓之柿饼，亦曰柿花。其霜谓之柿霜。按方勺[③]《泊宅编》云：外兄刘掾云，病脏毒下血，凡半月，自分必死。得一方，只以干柿烧灰，饮服二钱，遂愈。又王璆《百一方》云：曾通判子病下血十年，亦用此方一服而愈。为

---

① 实：原作"宾"，据《本草纲目》金陵本卷三十"柿"条改。

② 王璆（qiú 求）：南宋人，号是斋，历任淮南幕官、汉阳太守，撰有《是斋百一选方》。

③ 方勺：宋人，号泊宅翁，所作《泊宅编》，记宋仁宗至徽宗政和年间朝野杂事，亦有某些医药内容。

散、为丸皆可，与《本草》治肠澼、消宿血、解热毒之义相合。则柿为太阴血分之药，益可征矣。又《经验方》云：有人三世死于反胃病，至孙得一方：用干柿饼同干饭日日食之，绝不用水饮。如法食之，其病遂愈。此又一征[1]也。

甘，平，涩。无毒。主治：补虚劳不足，消腹中宿血，涩中厚肠，健脾胃气。

弘景曰：日干者性冷，生柿弥冷，火熏者性热。

附方

小便血淋：叶氏用干柿三枚烧存性，研末，陈米饮服。《经验方》用白柿、乌豆、盐花煎汤，入墨汁服之。

热淋涩痛：干柿、灯心等分，水煎日饮。

小儿秋痢：以粳米煮粥，熟时入干柿末，再煮三两沸食之。奶母亦食之。

反胃吐食：干柿三枚，连蒂捣烂，酒服甚效。切勿以他药杂之。

安石榴

一名丹若，二名金罂。《博物志》云：汉张骞出使西域，得涂林安石国榴种以归，故名安石榴。又案《齐民要术》云：凡植榴者须安僵石、枯骨于根下，即花实繁茂。

① 征：原讹作“惩”，据《本草纲目》金陵本卷三十“柿”条改。

则安石之名义或取此也。若木乃扶桑之名，榴花丹赪[1]似之，故亦有丹若之称。傅玄《榴赋》所谓"灼若旭日栖扶桑"者是矣。《笔衡》[2] 云：五代吴越王钱镠[3]改榴为金罂。《酉阳杂俎》言：榴甜者名天浆。道家书谓榴为三尸酒，言三尸虫得此果则醉也。故范成大诗云："玉池咽清肥，三彭迹如扫。"

甘石榴

甘、酸，温，涩。无毒。主治：咽喉燥渴，能理乳石毒。

多食损人肺。诜曰：多食损齿令黑。凡服食药物人忌食之。震亨曰：榴者留也。其汁酸性滞，恋膈成痰[4]。

酸石榴

酸，温，涩。无毒。主治赤白痢腹痛，连子捣汁，顿服一枚。止泻痢崩中带下。

附方

肠滑久痢，黑神散：用酸石榴一个煅烟尽，出火毒一夜，研末，仍以酸榴一块煎汤服，神效无比。

久泻不止：方同上。

痢血五色，或脓或水，冷热不调：酸石榴五枚，连子

---

① 赪（chēng 撑）：红。

② 笔衡：此处或指《坦斋笔衡》，宋人笔记，录朝野遗闻逸事，南宋叶寘（号坦斋）撰。原本六卷，今不存，唯有佚文散在。

③ 钱镠（liú 留）：五代十国时吴越国的创建者。

④ 恋膈成痰：原缺"膈"，据《本草衍义补遗》"石榴"条补。

捣汁二升，每服五合，神妙。

桑　椹

一名文武实。主治：单食，止消渴，利五脏关节，通[①]血气，久服不饥，安魂镇神，令人聪明，变白不老。多收曝干为末，蜜丸日服。捣汁饮，解中酒毒。酿酒服，利水气消肿。宗奭曰：《本经》言桑甚详，然独遗乌椹，桑之精英尽在于此。采摘微研，以布滤汁，石器熬成稀膏，量多少入蜜熬稠，贮瓷器中。每抄一二钱，食后、夜卧，以沸汤点服，治服金石发热口渴，生精神，及小肠热，其性微凉故也。仙方日干为末，蜜[②]和为丸，酒服亦良。《四时月令》云：四月宜饮桑椹酒，能理百种风热。其法用椹汁三斗，重汤[③]煮至一斗半，入白蜜二合，酥油一两，生姜一合，煮令得所，瓶收，每服一合，和酒饮之。亦可以汁熬烧酒，藏之经年，味力愈佳。

附方

瘰疬结核，文武膏：用文武实（即桑椹子）二斗（黑熟者），以布取汁，银、石器熬成膏。每白汤调服一匙，日三服。

---

① 通：原作“痛”，据《重修政和本草》卷十三“桑根白皮”条改。

② 蜜：原作“密”，据《本草纲目》卷三十六“桑条”改。

③ 重（chóng 崇）汤：隔水蒸煮。

橘

实

甘、酸，温。无毒。主治：甘者润肺，酸者聚痰。止消渴，开胃，除胸中膈气。

弘景曰：食之多痰，恐非益也。源[①]曰：多食恋膈生痰，滞肺气。瑞曰：同螃蟹食，令人患软痈。

黄橘皮

一名红皮，一名陈皮。弘景曰：橘皮疗气大胜。以东橘为好，西江者不如。须陈旧者为良。好古曰：橘皮以色红日久者为佳，故曰红皮、陈皮。去白者曰橘红也。

苦、辛，温。无毒。主治：胸中瘕热逆气，利水谷。久服去臭，下气通神。止呕咳，治气冲胸中，吐逆霍乱，疗脾不能消谷，止泄，除膀胱留热停水，起[②]淋，利小便，去寸白虫，清痰涎，治上气咳嗽，开胃，解鱼蟹[③]毒，主气痢，破癥瘕痃癖。

附方

宽中丸，治脾气不和，冷气客于中，壅遏不通，是为胀满：用橘皮四两，白术二两，为末，酒糊丸梧子大。每食前木香汤下三十丸，日三服。

橘皮汤，治男女伤寒并一切杂病呕哕，手足逆冷者：用

① 源：原作“原”，据《本草纲目》金陵本卷三十“橘”条改。
② 起：《本草纲目》金陵本卷三十“橘”条作“五”，江西本作“起”。
③ 蟹：《本草纲目》金陵本卷三十“橘”条作“腥”。

橘皮四两，生姜一两，水二升，煎一升，徐徐呷之即止。

反胃吐食：真橘皮，以日照西壁土炒香为末，每服二钱，生姜三片，枣肉一枚，水二钟，煎一钟温服。

卒然食噎：橘皮一两，汤浸去瓤，焙为末，以水一大盏，煎半盏，热服。

卒然失声：橘皮半两，水煎徐呷。

经年气嗽：橘皮、神曲、生姜焙干等分，为末，蒸饼和丸梧子大，每服三五十丸，食后、夜卧各一服。有人患此服之，兼旧患膀胱气皆愈也。

化食消痰，胸中热气：用橘皮半两微熬，为末，水煎代茶，细呷。

大肠闷塞：陈皮连白，酒煮焙研末，每温酒服二钱，米饮下。

樱　桃

一名莺桃，一名含桃，一名荆桃。

甘，热，涩。无毒。主治：调中，益脾气，令人好颜色，美志，止泄精、水谷痢。此果三月末、四月初熟，得正阳之气，先诸果熟，故性热也。

《大明》曰：平，微毒。多食令人吐。诜曰：食多无损，但发虚热耳。有暗风人不可食，食之立发。李鹏飞[①]

---

① 李鹏飞：原讹作“李廷飞”，同《本草纲目》。今考其文，源于《三元参赞延寿书》，因改。

曰：伤筋骨，败血气，有寒热病人不可食。宗奭曰：小儿食之过多，无不作热。

银　杏

一名白果，一名鸭脚子。

核仁

甘、苦，平，涩。无毒。

时珍曰：熟食，小苦微甘，性温有小毒。多食令人胪胀。瑞曰：多食壅气动风。小儿食多昏霍，发惊引疳。同鳗鲡鱼食，患软风。

胡　桃

一名羌桃，一名核桃。时珍曰：胡桃仁味甘气热，皮涩肉润。孙真人言其冷滑，误矣。近世医方用治痰气喘嗽、醋心及疠风诸病，而酒家往往醉后嗜之，则食多吐水、吐食、脱眉，及酒同食咯血之说，亦未必尽然也。但胡桃性热，能入肾肺，惟虚寒者宜之。而痰火积热者，不宜多食耳。

核仁

甘，平、温。无毒。主治：食之令人肥健，润肌，黑须发，多食利小便，去五痔[1]。

附方

胡桃丸，益血补髓，强筋壮骨，延年明目，悦心润

---

① 五痔：病证名，即牡痔、牝痔、脉痔、肠痔、血痔的合称。

肌，能除百病：用胡桃仁四两捣膏，入破故纸、杜仲、萆薢末各四两，杵匀，丸梧子大，每空心温酒、盐汤任下五十丸。

榛

一名亲 古榛字[1]。

仁

甘，平。无毒。主治：益气力，实肠胃，令人不饥健行。调中开胃，甚验。

荔　枝

一名离枝，又名丹荔。洪迈《夷坚志》[2]云：莆田荔枝名品，皆出天成，虽以其核种之，亦失本体，形状百出，不可以理求也。珣[3]曰：荔枝树似青木香。熟时人未采，则百虫不敢近。人才采之，乌鸟、蝙蝠之类，无不伤残之也。故采荔枝者，必日中而众采之。一日色变，二日味变，三日色味俱变。故古诗云：色味不踰[4]三日变也。

实

甘，平，无毒。主治：止渴，益人颜色。

珣曰：甘、酸，热。多食令人发虚热。李鹏飞曰：生荔枝多食，发热烦渴，口干衄血。

---

① 字：原讹作“子”，据《本草纲目》卷三十“榛”条改。

② 夷坚志：原讹作“坚夷志”。

③ 李珣：五代人，《海药本草》作者。

④ 踰（yú 鱼）：同“逾”。超过。

附方

痘疮不发：荔枝肉浸酒饮，并食之。忌生冷。

风[①]牙疼痛：荔枝连壳烧存性，研末，擦牙即止。乃治诸药不效仙方也。

又方：用大荔枝一个，剔开填盐满壳，煅研，搽之即愈。

呃逆不止：荔枝七个，连皮核烧存性，为末，白汤调下，立止。

核

甘，温，涩，无毒。主治：心痛，小肠气痛，以一枚煨存性，研末，新酒调服。

龙　眼

一名圆眼，又名益智，亦名蜜脾。志曰：甘味归脾，能益人智，故名益智，非今之益智子也。

实

甘，平，无毒。恭曰：甘、酸，温。李鹏飞曰：生者沸[②]汤瀹过食，不动脾。主治：五脏邪气，安志厌食，开胃益脾，补虚长智，除蛊毒，去三虫，久服强魂聪明，轻身不老，通神明。

① 风：原脱，据《本草纲目》金陵本卷三十一“荔枝”条补。

② 沸：原讹作“飞”，据《本草纲目》金陵本卷三十一“龙眼”条改。

橄 榄

一名青果，又名忠果，一名谏果。王祯云：其味苦涩，久之方回甘味。王元之①作诗，比之忠言逆耳，世乱乃思之，故人名为谏果。

实

酸、甘，温。无毒。宗奭曰：味涩，良久乃甘。主治：开胃下气，止泻。嚼汁咽之，治鱼鲠。生食、煮饮，能解诸毒，并消酒毒，解鯸鲐鱼毒，鯸鲐鱼即河豚也。

震亨曰：味涩而甘，醉饱宜之。然性热，多食能致上壅。

海松子

一名新罗松子。志曰：海松子，状如小栗，三角，其中仁香美，东夷当果食之，亦代麻腐②食之，与中国松子不同。

仁

甘，小温。无毒。主治：骨节风，头眩，去死肌，变白，散水气，润五脏，不饥。

附方

肺燥咳嗽，苏游凤髓汤：用松子仁一两，胡桃仁二

---

① 王元之：即王禹偁，字元之，北宋诗人、散文家，有诗《橄榄》，谓："……我今何所喻，喻彼忠臣词。直道逆君耳，斥逐投天涯。世乱思其言，噬脐焉能追。"

② 麻腐：北宋时夏日冷食名。

两，研膏，和熟蜜半两收之，每服二钱，食后沸汤点服。

大便虚秘：松子仁、柏子仁、麻子仁等分，研泥，溶白蜡和，丸梧子大，每服五十丸，黄芪汤下。

枳椇

音止矩，蜜㮴𣐊音止矩，蜜屈律。一名木蜜，又名鸡距子。颂曰：此《诗·小雅》所谓南山有枸也。陆机《疏义》云：㮴枸树高大如白杨，所在皆有，枝柯不直，子着枝端，啖之甘美如饴，八九月熟，江南特美之，谓之木蜜。能败酒味，若以其木为柱，则屋中之酒皆薄也。震亨曰：一男子年三十余，因饮酒发热，又兼房劳虚乏，乃服补气血之药，加葛根以解酒毒，微汗出，人反懈怠，热如故。此乃气血虚，不禁葛根之散也。必须鸡距子解其毒，遂煎药中加而服之，乃愈。

实

甘，平。无毒。

诜曰：多食发蛔虫。

甜瓜

一名甘瓜，又名果瓜。按王祯云：瓜类不同，其用有二：供果者为果瓜，甜瓜、西瓜是也；供菜者为菜瓜，胡瓜、越瓜是也。时珍曰：瓜性最寒，曝而食之尤冷，故

《稽圣赋》[①] 云：瓜寒于曝，油冷于煎。此物性之异也。王廙[②]《洛都赋》云：瓜则消暑荡悁[③]，解渴疗饥。又《奇效良方》[④] 云：昔有男子病脓血恶痢，痛不可忍，以水浸甜瓜食数枚，即愈。此亦消暑之验也。

瓜瓤

甘，寒，滑[⑤]。有小毒。《大明》曰：无毒。主治：止渴，除烦热，利小便，通三焦间壅塞气，治口鼻疮。暑月食之，永不中暑。

思邈曰：多食，发黄疸，令人虚羸多忘。解药力。病后食多，或反胃。脚气人食之，患永不除也。宗奭曰：甜瓜虽解暑气，而性冷，消损阳气，多食未有不下利者。贫下多食，深秋作痢，最为难治。

瓜子仁

敩曰：凡收得曝干杵细，马尾筛筛过成粉，以纸三重裹压去油用。不去油，其力短也。西瓜子仁同。

甘，寒。无毒。主治：腹内结聚，破溃脓血，最为肠胃脾内壅要药。清肺润肠，和中止渴。炒食，补中宜人。

---

① 稽圣赋：南北朝时文学家颜之推所作。

② 王廙：东晋文学家、画家、书法家。原讹作“王冀”，据《太平御览》卷九七八所引改。

③ 悁：《太平御览》卷九七八所引作“热”。

④ 奇效良方：明太医院董宿、方贤、杨文瀚等编著。

⑤ 滑：原讹作“温”，据《本草纲目》金陵本卷三十三“甜瓜”条改。

附方

腰腿疼痛：甜瓜子三两，酒浸十日，为末，每服三钱，空心酒下，日三。

月经太过：研末去油，水调服。《炮炙论·序》曰：血泛经过，饮调瓜子。

西 瓜

一名寒瓜。

瓜瓤

甘、淡，寒。无毒。主治：消烦止渴，解暑热，疗喉痹，宽中下气，利小水，治血痢，解酒毒。含汁，治口疮。

瑞曰：有小毒，多食作吐利，胃弱者不可食。同油饼食，损脾。颖[1]曰：西瓜性寒解热，有天生白虎汤之号，然亦不宜多食。时珍曰：西瓜、甜瓜皆属生冷。世俗以为醍醐灌顶，甘露洒心，取其一时之快，不知其伤脾助湿之害也。《真西山[2]卫生歌》云"瓜桃生冷宜少飧，免致秋来成疟疾"是矣。

葡 萄

一名蒲桃，又名草龙珠。《汉书》言张骞使西域还，始得此种，而《神农本草》已有葡萄，则汉前陇西旧有，

---

① 颖：汪颖，明代正德时九江知府，时有《食物本草》署其名。

② 真西山：即真德秀，南宋后期理学家，西山乃其号。

但未入关耳。颂曰：按魏文帝诏群臣曰，蒲桃当夏末涉秋，尚有余暑，醉酒宿酲[1]，掩露而食，甘而不饴，酸而不酢，冷而不寒，味长汁多，除烦解渴。又酿为酒，甘于曲糵[2]，善醉而易醒。他方之果，宁有匹之者乎？震亨曰：葡萄属土，有水与木火。东南人食之多病热，西北人食之无恙。盖能下走渗道，西北人禀气厚故耳。

实

甘，平，涩。无毒。主治：筋骨湿痹，益气倍力强志，令人肥健，耐饥忍风寒，逐水，利小便，除肠间水，调中治淋。久食，轻身不老延年。可作酒。

诜曰：甘、酸，温。多食，令人卒烦闷，眼暗。

附方

除烦止渴：生蒲桃捣滤取汁，以瓦器熬稠，入熟蜜少许同收，点汤饮甚良。

时气痘疮不出：食之，或研酒饮，神效。

甘　蔗

音柘。竿蔗，一名藷 音遮。时珍曰：按《野史》云，吕惠卿言，凡草皆正生嫡出，惟蔗侧种，根上庶出，故字从

---

① 酲（chéng 呈）：病酒。

② 曲糵（niè 捏）：“糵”，原讹作“蘖”。曲糵，酿酒所用发酵剂，此处代指以粮食所制发酵酒。

庶也。嵇含[1]作竿蔗，谓其茎如竹竿也。按王灼[2]《糖霜谱》云：蔗有四色，曰杜蔗，即竹蔗也，绿嫩薄皮，味极醇厚，专用作霜；曰西蔗，作霜色浅；曰艻蔗，亦名蜡蔗，即荻蔗也，亦可作砂糖；曰红蔗，亦名紫蔗，即昆仑蔗也，止可生啖，不可作糖。凡蔗榨浆饮固佳，又不若咀嚼之，味隽永也。《相感志》云：同榧子食，则渣软。

蔗

甘，平，涩。无毒。主治：下气和中，助脾气，利大小肠，消痰止渴，止呕哕反胃，宽胸膈，除心胸烦热，解酒毒。

《大明》曰：冷。诜曰：共酒食，发痰。瑞曰：多食，发虚热，动衄血。

沙 糖

时珍曰：其性能和脾缓肝，故治脾胃及泻肝药用为先导。《本草》言其性寒，苏恭谓其冷利，皆昧此理。

甘，寒。无毒。主治：心腹热胀，口干渴，和中助脾，缓肝气，润心肺大小肠热，解酒毒。

震亨曰：糖生胃火，乃湿土生热，故能损齿生虫，与食枣病龋同意，非土制水也。时珍曰：砂糖性温，殊于蔗浆，故不宜多食。与鱼、笋之类同食，皆不益人。今人每

---

① 嵇含：西晋时人，著有《南方草木状》。

② 王灼：宋人，科学家、文学家、音乐家，所著《糖霜谱》为现存最早关于甘蔗制糖法的专著。

用为调和，徒取其适口，而不知阴受其害也。

莲 藕

按《尔雅》云：荷，芙蕖。其茎茄，其叶蕸，其本蔤，其华菡萏，其实莲，其根藕，其中菂，菂中薏。邢昺[①]注云：芙蕖，总名也，别名芙蓉，江东人呼为荷。菡萏，莲花也。菂，莲实也。薏，菂中青心也。郭璞注云：蔤乃茎下白蒻在泥中者，莲乃房也，菂乃子也，薏乃中心苦薏也。

莲实

一名藕实，一名菂，一名薂音吸，同上[②]，一名石莲子，一名水芝，一名泽芝。时珍曰：石莲剁去黑壳，谓之莲肉。以水浸去赤皮、青心，生食甚佳。入药须蒸熟去心，或晒或焙干用。亦有每一斤，用豮猪[③]肚一个盛贮，煮熟捣焙用者。今药肆一种石莲子，状如土石而味苦，不知何物。诜曰：诸鸟、猿猴取得不食，藏之石室内，人得三百年者，食之永不老也，又雁食之，粪于田野山岩之中，不逢阴雨，经久不坏。人得之，每旦空腹食十枚，身轻能登高涉远也。

甘，平，涩。无毒。主治：补中养神，益气力，除百

---

① 邢昺：北宋学者。

② 同上：指“薂”的出处与“菂”同，皆出《尔雅》，见《本草纲目》。

③ 豮（fén 焚）猪：去势的猪。

疾，止渴去热，安心止痢，治腰痛及泄精，交心肾，厚肠胃，固精气，强筋骨，补虚损，利耳目，除寒湿，止脾泄久痢，赤白浊，安靖上下君相火邪。多食令人欢喜。久服，轻身耐老，不饥延年。女人带下崩中诸血病。捣碎和米作粥饭食，轻身益气，令人强健。

诜曰：生食过多，微动冷气胀人。蒸食甚良。大便燥涩者，不可食。

附方

补中强志，益耳目聪明：用莲实半两去皮心，研末，水煮熟，以粳米三合作粥，入末搅匀食。

补虚益损，水芝丹：用莲实半升，酒浸二宿，以牙猪肚一个洗净，入莲在内，缝定煮熟，取出晒干为末，酒煮米糊丸梧子大，每服五十丸，食前温酒送下。

久痢禁口：石莲肉炒，为末，每服二钱，陈仓米调下，便觉思食，甚妙。加入香连丸，尤妙。

脾泄肠滑：方同上。

眼赤作痛：莲实去皮研末一盏，粳米半升，以水煮粥，常食。

藕

时珍曰：《相感志》云：藕以盐水供食，则不损口。同油炸面米果食，则无渣。煮忌铁器。弘景曰：根入神仙家。宋时太官作血䘓音勘，庖人削藕皮误落血中，遂散涣不凝。故医家用以破血多效也。峪者，血羹也。诜曰：产后[1]忌生冷物，独藕不同生冷者，为能破血也。

甘，平，无毒。《大明》曰：温。主治：热渴，散留血，生肌，止怒止泄，消食，解酒毒及病后干渴。久服令人心欢。生食，治霍乱后虚渴。蒸煮食之，大能开胃。蒸食，甚补五脏，实下焦。同蜜食，令人腹脏肥，不生诸虫，亦可休粮[2]。捣汁服，止闷除烦，开胃，治霍乱，解射罔毒、蟹毒，破产后血闷[3]。捣膏，罯金疮并伤折，止暴痛。捣浸澄粉服食，轻身益年。

附方

时气烦渴：生藕汁一盏，生蜜一合，和匀，细服。

伤寒口干：生藕汁、生地黄汁、童子小便各半盏，煎温，服之。

霍乱烦渴：藕汁一钟，姜汁半钟，和匀饮。

霍乱吐利：生藕捣汁服。

上焦痰热：藕汁、梨汁各半盏，和服。

产后闷乱，血气上冲，口干腹痛，梅师方：用生藕汁三升，饮之。

又方：用藕汁、生地黄汁、童子小便等分，煎服。

① 产后：原脱，据《本草纲目》金陵本卷三十三“莲藕”条补。
② 休粮：停食五谷之类粮食。
③ 闷：原作“闷”，据《重修政和本草》卷二十三“藕实茎”条改。

藕节

涩，平。无毒。主治：捣汁饮，主吐血不止及口鼻出血。

《大明》曰：冷。伏[①]硫黄。

附方

卒暴吐血，双荷散：用藕节、荷蒂各七个，以蜜少许擂烂，用水二钟，煎八分，去滓，温服，或为末丸服亦可。

大便下血：藕节晒干研末，人参、白蜜煎汤，调服二钱，日二服。

遗精白浊，心虚不宁，金锁玉关丸：用藕节、莲花须、莲子肉、芡实肉、山药、白茯苓、白茯神各二两，为末，用金樱子二斤槌碎，以水一斗，熬八分，去滓，再熬成膏，入少面和药，丸梧子大，每服七十丸，米饮下。

莲蕊须

一名佛座须，花开时采取，阴干。亦可充果食。

甘、涩，温。无毒。主治：清心通肾，固精气，乌须发，悦颜色，益血，止血崩、吐血。

□

莲花

一名芙蓉，又名芙蕖，亦名水华。

---

① 伏：道家以矿物药为原料炼丹时，需加入辅料以解火毒，谓之“伏”。

苦、甘，温。无毒。主治：镇心益色，驻颜身轻。弘景曰：花入神仙家用，入香尤妙。

忌地黄、葱、蒜。

附方

服食驻颜：七月七日采莲花七分，八月八日采根八分，九月九日采实九分，阴干捣筛，每服方寸匕，温酒调服。

莲房

一名莲蓬壳，陈久者良。时珍曰：莲房入厥阴血分，消瘀散血，与荷叶同功，亦急则治标之意也。

苦、涩，温。无毒。主治：破血，血胀腹痛，及止血崩、下血、溺血。产后胎衣不下，酒煮服之。水煮服之，解野菌毒。

附方

经血不止，瑞莲散：用陈莲蓬壳烧存性，研末，每服二钱，热酒下。

荷叶

释名：嫩者荷钱象形，贴水者藕荷生藕者，出水者芰荷生花者。

蒂

名荷鼻。《大明》曰：入药并炙[1]用。

---

① 炙：原作"多"，据《重修政和本草》卷二十三"藕实茎"条改。

苦，平。无毒。主治：止渴，落胞破血，治产后口干，心肺躁烦。

时珍曰：畏桐油。伏白银，伏硫黄。

附方

吐血咯血：荷叶焙干为末，米汤调服二钱，一日二服，以止①为度。

吐血衄血，阳乘于阴，血热妄行，宜服四生丸，陈日华云，屡用得效：用生荷叶、生艾叶、生柏叶、生地黄等分，捣烂，丸鸡子大，每服一丸，水三盏，煎一盏，去滓服。

血痢不止：荷叶蒂，水煮汁，服之。

下痢赤白：荷叶烧研，每服二钱，红痢蜜、白痢砂糖汤下。

脱肛不收：贴水荷叶焙研，酒服二钱，仍以荷叶盛末坐之。

牙齿疼痛：青荷叶剪取钱蒂七个，以浓米醋一盏，煎半盏，去滓，熬成膏，时时抹之妙。

芰　实

音妓。一名菱，又名水栗，亦名沙角。伍安贫②《武陵记》，以三角、四角者为芰，两角者为菱。《左传》屈到嗜

① 止：《本草纲目》金陵本卷三十三“莲藕”条作“知”。

② 伍安贫：南朝梁武陵人，撰《武陵图志》，又称《武陵记》。本书原讹作“王安贫”。

芰，即此物也。《尔雅》谓之厥攗 音眉。

甘，平。无毒。

诜曰：生食，性冷利。多食，伤人脏腑，损阳气，痿茎，生蛲虫。水族中此物最不可治病。若过食腹胀者，可暖姜酒服之即消，亦可含吴茱萸咽津。

芡 实

音俭。一名鸡头，一名雁喙，一名雁头，一名鸿头，一名鸡雍，一名卯菱，一名苪子 音唯，一名水流黄。诜曰：凡用蒸熟，烈日晒干[①]取仁，亦可舂取粉用。

甘，平，涩。无毒。主治：湿痹，腰脊膝痛，开胃助气，补中，除暴疾，益精气，强志，令耳目聪明，久服，轻身不饥，耐老神仙。

弘景曰：小儿多食，令不长。诜曰：生食多，动风冷气。宗奭曰：食多，不益脾胃，兼难消化。

附方

四精丸，治思虑、色欲过度，损伤心气，小便数，遗精：用秋石、白茯苓、芡实、莲肉各二两，为末，蒸枣和，丸梧子大，每服三十丸，空心盐汤送下。

鸡头菜

即葰菜 芡茎也。

咸、甘，平。无毒。主治：止烦渴，除虚热，生熟

---

① 干：《本草纲目》金陵本卷三十三“芡实”条作“裂”。

皆宜。

乌　芋

一名凫茈音疵，一名凫茨音瓷，一名葧脐，一名黑三棱，一名芍音晓，一名地栗。

根

机[①]曰：乌芋善毁铜，合铜钱嚼之，则钱化，可见其为消坚削积之物。故能化五种膈疾，而消宿食，治误吞铜也。

甘，微寒，滑。无毒。主治：疗五种膈气，消宿食，饭后宜食之。治误吞铜物。作粉食，厚人肠胃，不饥，能解毒，服金石人宜之。

诜[②]曰：性冷。先有冷气人不可食，令人腹胀气满。小儿秋月食多，脐下结痛也。

附方

大便下血：葧脐捣汁大半钟，好酒半钟，空心温[③]服，三日见效。

下痢赤白：午日午时取完葧脐，洗净拭干，勿令损破，放瓶内入好烧酒浸之，黄泥密封收贮，遇有患者，取二枚细嚼，空心用原酒送下。

小儿口疮：用葧脐烧存性，研末，掺之。

---

① 机：汪机，明代医学家，著有《本草会编》。
② 诜：原讹作“洗”，据《本草纲目》金陵本卷三十三“乌芋”条改。
③ 温：原讹作“空”，据《本草纲目》金陵本卷三十三“乌芋”条改。

误吞铜钱：生凫茈研汁，细细呷之，自然消化成水。

慈姑

一名藉姑，一名水萍，一名河凫茈，一名白地栗，苗名剪刀草，一名箭搭草，一名槎丫草，一名燕尾草。时珍曰：慈姑，一根岁生十二子，如慈姑之乳诸子，故以名之。

根

苦、甘，微寒。无毒。主治：百毒，产后血闷，攻心欲死，产难胞衣不出，捣汁服一升，又下石淋。

《大明》曰：冷，有毒。多食，发虚热及肠风痔漏，崩中带下，疮疖。以生姜同煮佳。怀孕人不可食。诜曰：吴人常食之，令人发脚气瘫缓风，损齿，失颜色，皮肉干燥。卒食之，使人干呕也。

叶

主治：诸恶疮肿，小儿游瘤丹毒，捣烂涂之，即便消退，甚佳。治蛇、虫咬，捣烂封之。调蚌粉，涂瘙痱。

食盐

一名鹾音磋[①]。《尔雅》云：天生曰卤，人生曰盐。黄帝之臣宿沙氏，初煮海水为盐。《本经》大盐，即今解池颗盐也。方士呼盐为海砂。恭曰：大盐即河东印盐也。弘景曰：有东海盐、北海盐、南海盐、河东盐池、梁益盐

① 磋：原作“嵯”，据《本草纲目》金陵本卷十一“食盐”条改。

井、西羌山盐、胡中树盐，色类不同，以河东者为胜。藏器[①]曰：四海之内，何处无之。惟西南诸夷稍少，人皆烧竹及木盐当之。颂曰：并州末盐，乃刮碱煎炼者，不甚佳，所谓卤碱是也。大盐生河东池泽，粗于末盐，即今解盐也。解州安邑两池取盐，于池旁耕地，沃以池水，每得南风急，则宿夕成盐满畦，彼人谓之种盐，最为精好。煮盐之器，汉谓之牢盆，今或鼓铁为之。南海人编竹为之，上下周以蜃灰，横丈深尺，平底，置于灶背，谓之盐盘。《周礼》云：盐人掌盐之政令，祭祀供其苦盐、散盐，宾客供其形盐，王之膳羞，供其饴盐。苦盐，即颗盐也，出于池，其盐为颗，未炼治，其味咸苦。散盐，即末盐，出于海及井，并煮碱而成者，其盐皆散末也。形盐，即印盐，或以盐刻作虎形也，或云积卤所结，其形如虎也。饴盐，以饴拌成者，或云生于戎地，味甜而美也。此外又有崖盐生于山崖，戎盐生于土中，伞子盐生于井，石盐生于石，木盐生于树，蓬盐生于草。造化生物之妙，诚难殚知也。时珍曰：盐为百病之主，百病无不用之。故服补肾药用盐汤者，咸归肾，引药气入本脏也。补心药用炒盐者，心苦虚，以咸补之也。补脾药用炒盐者，虚则补其母，脾乃心之子也。治积聚结核用之者，咸能耎[②]坚也。诸痈疽眼目及血病用之者，咸走血也。诸风热病用之者，寒胜热

---

① 藏器：陈藏器，唐代本草学家，著有《本草拾遗》。
② 耎（ruǎn 软）：同“软”。

也。大小便病用之者，咸能润下也。骨病齿病用之者，肾主骨，咸入骨也。吐药用之者，咸引水聚也，能收豆腐与此同义。诸蛊及虫伤用之者，取其解毒也。凡入药须以水化，澄去脚滓，煎炼白色，乃良。

甘、咸，寒。无毒。主治：伤寒寒热，肠胃结热，喘逆，止霍乱及心腹卒痛，吐胸中痰癖[①]及一切时气风热、痰饮关格诸病，能明目，止风泪，杀鬼蛊邪疰毒气，下部䘌疮，金疮，一切虫伤、疮肿、火灼疮，解毒，凉血润燥，定痛止痒，长肉补皮肤，通大小便，疗疝气，除风邪，坚肌骨，滋五味，调和脏腑，消宿物，令人壮健。

多食伤肺喜咳，令人失色肤黑，损筋力。病喘嗽人及水肿消渴者，宜大忌。

附方

空心揩齿，吐水洗目，夜见小字。

明目坚齿，去翳，大利老眼：海盐，以百沸汤泡散，清汁于银石器内，熬取雪白盐花，新瓦器盛，每早揩牙漱水，以大指甲点水洗目，闭坐良久，乃洗面，名洞视千里法，极神妙。

目中泪出：盐点目中，冷水洗数次，瘥。

尘物眯目：以少盐并豉置水中，视之立出。

小儿目翳，或来或去，渐大侵睛：雪白盐少许，灯心

① 痰癖：指水饮酿痰，流聚胸胁之间而成的癖证。

蘸点，日三五次。不痛不碍，屡用有效。

风热牙痛：槐枝煎浓汤二[①]碗，入盐一斤，煮干炒研，日用揩牙，以水洗目。

齿龈宣露：每旦噙盐，热水含百遍，五日后齿即牢。

齿疼出血：每夜盐末厚封龈上[②]，有汁沥尽乃卧，其汁出时，叩齿勿住。不过十夜，疼血皆止。忌猪、鱼、油菜等，极验。

干霍乱病：唐柳柳州[③]纂《救三死方》云：元和十一年十月，得霍乱，上不可吐，下不可利，出冷汗三大斗许，气即绝。河南房伟传此方，入口即吐，绝气复通。一法用盐一大匙，熬令黄，童子小便一升，合和温服，少顷吐下，即愈也。

霍乱腹痛：炒盐一包，熨其心腹，令气透，又以一包熨其背。

霍乱转筋欲死，气绝，腹有暖气者：以盐填脐中，灸盐上七壮，即苏。

小便不通：湿纸包盐[④]，烧过，吹少许入尿孔中，立通。

二便不通：盐和苦酒傅脐中，干即易，仍以盐汁灌肛内，并内用纸裹盐投水中饮之。

---

① 二：原作“一”，据《本草纲目》金陵本卷十一“食盐”条改。
② 上：原作“止”，据《本草纲目》金陵本卷十一“食盐”条改。
③ 柳柳州：柳宗元，唐代文学家，因官终柳州刺史，又称“柳柳州”。
④ 盐：《本草纲目》金陵本卷十一“食盐”条上有“白”。

下痢肛痛，不可忍者：熬盐包坐熨之。

血痢不止：白盐纸包烧研，调粥吃，三四次即止也。

脚气疼痛：每夜用盐擦腿膝至足甲，淹少时，以热汤泡洗。有一人病此。曾用验。

妊娠心痛，不可忍：盐烧赤，酒服一撮。

妊妇逆生：盐摩产妇腹，并涂儿足底，仍急爪搔之。

小儿疝气，并内肾气[①]：以葛袋盛盐，于户口悬之，父母用手撚料尽，即愈。

小儿不尿：安盐于脐中，以艾灸之。

酒肉过多，胀满不快：用盐花擦牙，温水漱下二三次，即如汤沃雪也。

酒渣赤鼻：白盐常擦之，妙。

蚯蚓咬[②]毒，形如大风，眉鬓皆落：惟浓煎盐汤，浸身数遍即愈。浙西军将张韶病此，每夕蚯蚓鸣于体，一僧用此方而安，蚓畏盐也。

金疮血出，甚多，若血冷则杀人：宜炒盐三撮，酒调服之。

手足心毒，风气毒肿：盐末、椒末等分，酢和，傅之，立瘥。

疮癣痛痒，初生者：嚼盐频擦之，妙。

臁疮经年：盐中黑泥，晒研搽之。

---

① 内：其下原衍"弔"字，据《重修政和本草》卷四"食盐"条改。
② 咬：原作"蛟"，据《本草纲目》卷十一"食盐"条改。

溃痈作痒：以盐摩其四围，即止。

蜂虿叮螫：嚼盐涂之。

救溺水死：以大凳卧之，后足放高，用盐擦脐中，待水自流出，切勿倒提出水。

青 盐

一名戎盐，一名羌盐。《大明》曰：西番所食者，故号戎盐、羌盐。时珍曰：故《西凉记》云：青盐池出盐，正方半寸，其形如石，甚甜美。今宁夏近凉州地，盐井所出青盐，四方皎洁如石；山丹卫即张掖地，有池产红盐，红色。此二盐，即戎盐之青、赤二色者。医方但用青盐，而不用红盐，不知二盐皆名戎盐也。功同食盐，不经煎炼而味咸带甘，入药似胜。

咸，寒。无毒。主治：明目目痛，五脏癥结，心腹积聚痛，溺血吐血，齿舌血出。助水脏，益精气，坚肌骨，去毒蛊，疗[1]疮疥癣。

附方

风热牙痛：青盐一斤，槐枝半斤，水四碗，煎汁二碗，煮盐至干，炒研，日用揩牙洗目。

牢牙明目：青盐二两，白盐四两，川椒四两，煎汁拌盐炒干，日用揩牙洗目，永无齿疾目疾。

---

① 疗：《本草纲目》金陵本卷十一“食盐”条作“痛”。

秦　椒

一名大椒，一名榝音毁，一名花椒。《尔雅》云：榝，大椒。郭璞注云：椒丛生，实大者为榝也。《诗·唐风》云：椒聊之实，繁衍盈升。陆机《疏义》云：椒树似茱萸，有针刺。叶坚而滑泽，味亦辛香。蜀人作茶，吴人作茗，皆以其叶合煮为香。今成皋诸山有竹叶椒，其木亦如蜀椒，小毒热，不中合药也。可入饮食中及蒸鸡、豚用。

椒红

辛，温。有毒。主治：上气咳嗽，久风湿痹，除风邪气，温中，去寒痹，坚齿发，明目，久服，轻身好颜色，耐老增年通神。

别录曰：生温，熟[1]寒，有毒。之才[2]曰：恶栝楼[3]、防葵，畏雌黄。

蜀　椒

一名汉椒，一名川椒。

椒红

辛，温。有毒。主治：邪气咳逆，温中，逐骨节皮肤死肌，寒湿[4]痹痛，下气，久服头不白，轻身增年。

---

① 熟：原作“热”，据《本草纲目》金陵本卷三十二“秦椒”条改。

② 之才：徐之才，南北朝时医学家，著有《药对》。

③ 栝楼：原作“苦蒌”，据《本草纲目》金陵本卷三十二“秦椒”条改。

④ 寒湿：原作“寒热”，据《重修政和本草》卷十四“蜀椒”条改。

《别录》曰：大热。多食，令人乏气喘促。口闭者杀人。诜曰：十月[①]食椒，损气伤心，令人多忘。李鹏飞曰：久食，令人失明，伤血脉。

附方

补益心肾，仙方椒苓丸，补益心肾，明目驻颜，顺气祛风延年：真川椒一斤（炒去汗），白茯苓十两（去皮，为末），炼蜜丸梧子大，每服五十丸，空心盐汤下。忌铁器。

蝎螫作痛：川椒嚼细涂之，微麻即止。

胡　椒

恭曰：胡椒生西戎。形如鼠李子，调食用之，味甚辛辣。

辛，大温。无毒。主治：下气温中去痰，除脏腑中风冷，去胃口虚冷气，宿食不消，霍乱气逆，心腹卒痛，冷气上冲，调五脏，壮肾气，治冷痢，杀一切鱼、肉、鳖、蕈毒。

珣曰：多食损肺，令人吐血。时珍曰：辛热纯阳，走气助火，昏目发疮。

附方

赤白下痢：胡椒、绿豆各一岁一粒，为末[②]，糊丸梧子大，红用生姜，白用米汤下。

茗

一名苦檫 搽、途二音，一名槚，一名蔎 音设，一名荈

① 十月：原作"五月"，据《重修政和本草》卷十四"蜀椒"条改。
② 末：原讹作"漠"，据《本草纲目》金陵本卷三十二"胡椒"条改。

音舛。颂曰：郭璞云，早采为茶，晚采为茗，一名荈。

叶

苦、甘，微寒。无毒。主治：瘘疮，利小便，去痰热，止渴，令人少睡，有力悦志，治伤暑。合醋，治泄痢，甚效。炒煎饮，治热毒赤白痢。同芎䓖、葱白煎饮，止头痛。藏器曰：苦，寒。久食令人瘦，去人脂，使人不睡。饮之宜热，冷则聚痰。按唐补阙毋炅[1]《茶序》云：释滞消拥[2]，一日之利暂佳；瘠气侵精，终身之累斯大。获益则功归茶力，贻患则不谓茶灾。岂非福近易知，祸远难见乎？又宋学士苏轼《茶说》云：除烦去腻，世故不可无茶，然暗中损人不少，空心饮茶入盐，直入肾经，且冷脾胃，乃引贼入室也。惟饮食后浓茶漱口，既去烦腻，而脾胃不知，且苦能坚齿消蠹，深得饮茶之妙。古人呼茗为酪奴，亦贱之也。

附方

久年心痛，十年、五年者：煎湖茶，以头醋和匀，服之良。

赤白冷热痢：生姜细切，与真茶等分，新水浓煎服之，甚效。

① 毋炅：多作“毋煚”，唐人，目录学家，曾任右补阙，著有《古今书录》。

② 拥：通“壅”。

卷之三

菜　部

李时珍曰：凡草木之可茹者谓之菜。韭、薤、葵、葱、藿，五菜也。《素问》云：五谷为养，五菜为充。所以辅佐谷气，疏通壅滞也。古者三农生九谷，场圃艺草木[1]，以备饥馑。菜固不止于五而已。夫阴之所生，本在五味；阴之五宫，伤在五味。谨和五味，脏腑以通，气血以流，骨正筋柔，腠理以密，可以长久。是以《内则》有训，食医有方，菜之于人，补非小也。

韭

一名草钟乳，又名起阳草。韭丛生丰本，长叶青翠。可以根分，可以子种。九月收子，其子黑色而扁，须风处阴干，勿令浥郁[2]。韭之为菜，可生可熟，可菹[3]可久，乃菜中最温而有益人者也，宜常食之。昔人正月节[4]食五辛

---

① 三农生九谷，场圃艺草木：典出《周礼·天官冢宰第一》。三农，在平地、山区、水泽三类地区的农民。九谷，黍、稷、秫、稻、麻、大小豆、大小麦九种谷物。场圃，农家种菜蔬和收打作物的地方。艺，种植。

② 浥郁：潮湿，不通风。北魏·贾思勰《齐民要术·收种》："凡五谷种子，浥郁则不生；生者，亦寻死。"

③ 菹（zū 租）：腌菜。

④ 正月节：即元宵节。

以辟疠气，谓韭、薤、葱、蒜、姜也。《礼记》谓韭为“丰本”，言其美在根也。俗谓韭是草钟乳，言其温补也。《素问》言：心病宜食韭。时珍曰：叶热[1]根温，功用相同。生则辛而散血，熟则甘而补中。

辛、微酸，温，涩。无毒。主治：归心，除胃中热，利病人，可久食，治吐血唾血，衄血尿血，打扑伤损及妇人经脉逆行。煮食，温中下气，补虚益阳，调和脏腑，令人能食，止泄血脓，腹中冷痛，归肾，止泄精，暖腰膝，充肺气，除心腹痼冷痃癖。煠[2]熟，以盐、醋空心吃，治胸膈噎气。捣汁服，治胸痹[3]骨刺痛如锥不可触者，即吐出胸中恶血甚验；上气喘息欲绝，肥白人中风失音；又解药毒、肉脯毒，疗狂狗咬人数发者[4]，亦涂诸蛇虺[5]、蝎虿、恶虫毒及灌初生小儿，吐去恶水恶血，永无诸病。捣汁澄清，和童尿饮之，能消散胃脘瘀血，甚效。煮汁饮，止消渴盗汗。熏产妇血晕，洗肠痔脱肛。叶：煮鲫鱼鲊食，断卒下痢。根：入生发膏用。有一贫叟病噎膈，食入即吐，胸中刺痛，或令取韭汁，入盐、梅、卤汁少许，细呷，得入渐加，忽吐稠涎数升而愈。

---

① 热：原脱，据《本草纲目》金陵本卷二十六“韭”条补。

② 煠（zhá 闸）：食物放入油或汤中，一沸而出之。

③ 痹：原讹作“脾”，据《本草纲目》金陵本卷二十六“韭”条改。

④ 疗狂狗咬人数发者：疗，原讹作“瘵”，据《本草纲目》金陵本卷二十六“韭”条改。数，《重修政和本草》卷二十八“韭”条作“欲”。

⑤ 蛇虺（huǐ 悔）：泛指蛇类。

春食则香，夏食则臭，多食则能昏神暗目而动虚阳也，酒后尤忌。热病后十日食之，即发困。五月多食乏[1]气力。冬月多食，动宿饮，吐水。不可与蜜及牛肉同食。韭黄未出粪土，最不益人，食之滞气，盖含抑郁未申之气故也。孔子曰："不时不食[2]"，正谓此类。

花，食之亦动风。

附方

喘息欲绝：韭汁饮一升，效。

卒然中恶：捣韭汁，灌鼻中，便苏。

夜出盗汗：韭根四十九根，水二升，煮一升，顿服。

消渴引饮：韭苗日用三五两，或炒或作羹，勿入盐，入酱无妨，吃至十斤即住，极效。过清明勿吃。有人病此，引饮无度，得此方而愈。

水谷痢疾：韭叶作羹、粥，煠、炒，任食之，良。

喉肿难食：韭一把，捣熬傅之，冷即易。

鼻衄不止：韭根、葱根同捣枣大，塞入鼻中，频易，两三次即止。

百虫入耳：韭汁灌之即出。

产后血晕：韭菜切，安瓶中，沃以热醋，令气入鼻中，即省。

赤白带下：韭根捣汁，和童尿露一夜，空心温服

① 乏：原讹作"之"，据《本草纲目》金陵本卷二十六"韭"条改。
② 不时不食：语出《论语·乡党篇》，谓不食不合时令的食物。

取效。

痘疮不发：韭根煎汤服之。

脱肛不收：生韭一斤切，以酥拌炒熟，绵裹作二包，更互熨之，以入为度。

痔疮作痛：用盆盛沸汤，以器盖之，留一孔，用洗净韭菜一把，泡汤中，乘热坐孔上，先熏后洗，数次自然脱体也。

五般疮癣：韭根炒存性，捣末，以猪脂和涂之，数度愈。

解肉脯毒：凡肉密器盖过夜者为郁肉，屋漏沾着者为漏脯，皆有毒，捣韭汁饮之。

食物中毒：生韭汁服数升良。

韭子

入药拣净，蒸熟曝干，簸去黑皮，炒黄用。

辛、甘，温[①]。无毒。主治：梦中泄精，溺血，暖腰膝，治鬼交，甚效。补肝及命门，治小便频数，遗尿，女人白淫[②]、白带。

附方

烟熏虫牙：用瓦片煅红，安韭子数粒，清油数点，待烟起，以筒吸引至痛处，良久以温水漱[③]，吐有小虫出为效，未尽再熏。

---

① 温：原脱，据《本草纲目》金陵本卷二十六“韭”条补。
② 白淫：病名。指男子尿出白物如精及女子带下病。此谓带下病。
③ 漱：原作“嗽”，据《本草纲目》金陵本卷二十六“韭”条改。

葱

一名芤，又名菜伯，亦名和事草、鹿胎。葱凡四种：冬葱即冻葱也，夏衰冬盛，茎叶俱软美，山南、江左有之；汉葱茎实硬而味薄，冬即叶枯；胡葱茎叶粗硬，根若金灯；茖葱生于山谷，不入药用。入药用山葱、胡葱，食品用冬葱、汉葱。又有一[①]种楼葱，亦冬葱类，江南人呼为龙角葱，淮楚间多种之，其皮赤[②]，每茎上出岐[③]如八角，故云。龙角即龙爪葱，又名羊角葱，茎上生根，移下莳[④]之。冬葱即慈葱，或名太[⑤]官葱，谓其茎柔细而香，可以经冬，太官上供宜之，故有数名。汉葱一名木葱，其茎粗硬，故有木名。冬葱无子。汉葱春末开花成丛，青白色，其子味辛色黑，有皱文[⑥]，作三瓣状，收取阴干，勿令浥郁，可种可栽。葱有寒热，白冷青热，伤寒汤中不得用青也。葱主发散，宜冬月食，为其开骨节出汗之故也。

---

① 一：此处《本草纲目》金陵本卷二十六“葱”条空缺。《重修政和本草》卷二十八“葱实”条、江西本俱作“一”。

② 赤：原作“亦”，据《本草纲目》金陵本卷二十六“葱”条改。

③ 岐：同“歧”，分支、分岔。

④ 莳（shì 试）：移栽，种植。

⑤ 太官：“太”，原讹作“大”，据《本草纲目》金陵本卷二十六“葱”条改，下同。太官，官名，秦汉时掌皇帝膳食及燕享之事，宋以后只掌祭物。

⑥ 文：纹理，今习作“纹”。

葱茎白

辛，平。叶：温。根须：平[①]。并无毒。主治：作汤，治伤寒骨肉碎[②]痛，喉痹不通，寒热，中风面目浮肿，能出汗；归目，益目睛，除肝邪气，安中利五脏，主天行时疾，头痛热狂，霍乱转筋，奔豚气，脚气，目眩，止心迷闷[③]，通关节，止衄血，利大小便，治阳明下痢、下血，达表和里，除风湿，身痛麻痹，虫积心痛，止大人阳脱，阴毒腹痛，利耳鸣，及安胎，治妊娠溺血，通乳汁，散乳痈，又治小儿盘肠内钓[④]，涂猘犬伤，制蚯蚓毒，杀百药毒及一切鱼肉毒。根：治伤寒头痛。煨葱治打扑损，见刘禹锡《传信方》，云得于崔给事，取葱新折者，煻火[⑤]煨热[⑥]剥皮，其间有涕，便将罨损处，仍多煨，续续[⑦]易[⑧]热者。

多食昏人神，损须发，发人虚气。正月食生葱，令人面上起游风。生葱同蜜食，作下利；合枣食，令人病；合犬、雉肉食多，令人病血。烧葱同蜜食，壅气杀人。服地

---

① 平：原作“十”，与《本草纲目》江西本卷二十六“葱”条同，据金陵本改。

② 碎：《重修政和本草》卷二十八“葱实”条引《别录》文无此字。

③ 闷：原脱，据《本草纲目》金陵本卷二十六“葱”条补。

④ 盘肠内钓：即小儿盘肠气痛，表现有干啼，额上汗出者。多因小儿肠胃脆弱，突为寒气所搏而成。

⑤ 煻（táng 唐）火：灰火。

⑥ 热：原讹作“熟”，据《本草纲目》金陵本卷二十六“葱”条改。

⑦ 续续：连续不绝。

⑧ 易：更换。

黄、常山人，忌食之。

附方

伤寒头痛，如破者：连须葱白半斤，生姜二两，水煮温服。

时疾头痛，发热者：以连根葱白二十根，和米煮粥，入醋少许，热食取汗即解。

数种伤寒，初起一二日，不能分别者：用上法取汗。

伤寒劳复，因交接者，腹痛卵肿[1]：用葱白捣烂，苦酒一盏，和服之。

卒中恶死，或先病，或平居寝卧，奄忽[2]而死，皆是中恶：急取葱心黄刺入鼻孔中，男左女右，入七八寸，鼻、目血出即苏。

又方：用葱刺入耳中五寸，以鼻中血出即活也。如无血出，即不可治矣。

卒心急痛，牙关紧闭欲绝：以老葱白五茎去皮须，捣膏，以匙送入咽中，灌以麻油四两，但得下咽即苏，少顷，虫积皆化黄水而下，永不再发。累[3]得救人。

霍乱烦躁，坐卧不安：葱白二十茎，大枣二十枚，水三升，煎二升，分服。

蛔虫心痛：用葱茎白二寸，铅粉二钱，捣丸服之，即

---

① 卵肿：病证名，睾丸肿大的病证。

② 奄忽：疾速，倏忽。

③ 累（lěi垒）：屡次。

止。葱能通气，粉能杀虫也。

赤白下痢：葱白一握细切，和米煮粥，日日食之。

小便不通及转脬[1]危急者：用葱管吹盐入玉茎内，极有捷效。

小便闭胀，不治杀人：葱白三斤，锉炒，帕盛二个，更互熨小腹，气透即通也。

大小便闭：捣葱白和醋，封小腹上，仍灸七壮。

大肠虚闭：用连须葱一根，姜一块，盐一捻，淡豉三七粒，捣作饼，烘揜[2]脐中，扎定，良久，气通即通；不通再作。

阴囊肿痛：葱白、乳香捣涂，即时痛止肿消。

又方：用煨葱入盐，杵如泥，涂之。

金疮磕损，折伤血出，疼痛不止者：王璆《百一方》用葱白、砂糖等分研封之，云痛立止，更无痕瘢也。葱叶亦可用。

一切肿毒：葱汁渍之，日四五度。

叶

主治：水病足肿，利五脏，益目精，发黄疸。煨研，

---

① 转脬（pāo 抛）：脬，膀胱。《证治汇补·癃闭》："转脬者，胞系转戾，脐下并急而痛，小便不通者是也。"

② 揜（yǎn 奄）：遮没，覆盖。

傅金疮水入皲肿。盐研，傅蛇虫伤及中射工溪毒[1]。

花

主治：心脾痛如锥刀刺，腹胀，用一升，同吴茱萸一升，水一大升[2]八合，煎七合，去滓，分三服，立效。

实

辛，大[3]温。无毒。主治：明目，补中气不足，温中益精，宜肺，归头。

蒜

一名小蒜，又名茆蒜 音卯，亦名荤菜。胡国有蒜，十子一株，名曰胡蒜，俗谓之大蒜是矣。按孙炎《尔雅正义》云：帝登蒚山 音力，遭莸芋毒，将死，得蒜啮食乃解，遂收植之，能杀腥羶虫鱼之毒。此蒜与胡葱相得，主恶蛓[4]毒、山溪中沙虱、水毒，大效。山人、俚[5]、獠[6]时用之。

小[7]蒜

根也。五月五日采，独子者入药尤佳。

---

① 射工溪毒：射工，传说的毒虫名。晋·张华《博物志》卷三："江南山溪中有射工虫，甲虫之类也。长一二寸，口中有弩形，以气射人影，随所着处发疮，不治则杀人。"溪毒，射工别称。

② 一大升：《本草纲目》原脱，据《重修政和本草》卷二十八"葱实"条补。

③ 大：《重修政和本草》卷二十八"葱实"条无此字。

④ 蛓（cì 刺）：毛虫。刺蛾科黄刺蛾的幼虫，俗称"杨瘌子"。

⑤ 俚：原作"狸"，据《重修政和本草》卷二十九"蒜"条改。俚，我国古族名。

⑥ 獠（lǎo 老）：即僚。我国古族名。

⑦ 小：原脱，据《本草纲目》金陵本卷二十六"蒜"条补。

辛，温。有小毒。主治：归脾肾，主霍乱，腹中不安，消谷，理胃温中下气，除邪痹毒气，主溪毒、蛊毒，傅蛇、虫、沙虱疮，涂丁[1]肿甚良。

叶

主治：心烦痛，解诸毒，小儿丹疹。

蒜乃五荤之一，故许氏《说文》谓之荤菜。五荤即五辛，谓其辛臭昏神伐性也。练形家[2]以小蒜、大蒜、韭、芸薹、胡荽为五荤，道家以韭、薤、蒜、芸薹、胡荽为五荤，佛家以大蒜、小蒜、兴渠、慈葱、茖葱为五荤。兴渠，即阿魏也。虽各不同，然皆辛熏之物，生食增恚[3]，熟食发淫，有损性灵，故绝之也。

附方

时气温病，初得头痛，壮热脉大：即以小蒜一升，杵汁三合，顿服。不过再作便愈。

霍乱胀满，不得吐下，名干霍乱：小蒜一升，水三升，煮一升，顿服。

霍乱转筋，入腹杀人：以小蒜、盐各一两，捣傅脐中，灸七壮，立止。

积年心痛，不可忍，不拘十年、五年者，随手见效：

---

① 丁：通“疔”，疔疮。

② 练形家：修炼形体以求超脱成仙的人。

③ 恚：愤怒，怨恨。

浓醋[①]煮小蒜食饱，勿着盐。曾用之有效，再不发也。

心腹冷痛[②]：法醋浸至二三年蒜，食至数颗，其效如神。

鼻血不止，服药不应：用蒜一枚，去皮研如泥，作钱大饼子，厚一豆许，左鼻血出，贴左足心；右鼻血出，贴右足心；两鼻俱出，俱贴之，立瘥。

止截疟疾：小蒜不拘多少，研泥，入黄丹少许，丸如芡子大，每服一丸[③]，面东新汲水下[④]，至妙。

泄泻暴痢：大蒜捣贴两足心，亦可贴脐中。

下痢禁口及小儿泄痢：方并同上。

牙齿疼痛：独头蒜煨熟[⑤]，切，熨痛处，转易之。亦主虫痛。

蚰蜒入耳：小蒜洗净，捣汁滴之，未出再滴。

恶核肿结：小蒜、吴茱萸等分，捣傅即散。

小儿白秃[⑥]，头上团团白色：以蒜切口[⑦]揩之。

---

① 醋：原脱，今据《重修政和本草》卷二十九“蒜”条附方、金陵本补。

② 心腹冷痛：此条见于《本草纲目》金陵本卷二十六“葫”条下。

③ 丸：原作“九”，据《本草纲目》金陵本卷二十六“蒜”条改。

④ 下：原作“于”，据《本草纲目》金陵本卷二十六“蒜”条改。

⑤ 熟：《本草纲目》江西本卷二十六“葫”条同，金陵本作“热”。《重修政和本草》卷二十九“葫”条附方作“乘热”。

⑥ 白秃：即白秃疮、癞头疮。《诸病源候论》卷二十七：“白秃之候，头上白发斑剥。”

⑦ 口：《本草纲目》江西本卷二十六“蒜”条同。金陵本缺损似“日”。

芸 薹

一名薹菜，又名薹芥，亦名油菜。时珍曰：此菜易起薹，须采其薹食，则分枝必多，故名芸薹。而淮人谓之薹芥，即今油菜，为其子可榨油也。九月、十月下种，生叶形色微似白菜。冬、春采薹心为茹，三月则老不可食。开小黄花，四瓣，如芥花。结荚收子，亦如芥子，灰赤色。炒过榨油黄色，燃灯甚明，食之不及麻油。芸薹破血，故产妇宜食之。

茎叶

辛，温。无毒。主治：破癥瘕结血，风游丹肿，瘭疽[①]，豌豆疮，散血消肿，伏蓬砂及治产后血风及瘀血。煮食，治腰脚痹。捣叶[②]傅女人吹奶[③]乳痈。

春月食之，能发膝痼疾。先患腰脚者，不可多食，食之加剧。又损阳气，发疮及口齿病。胡臭人不可食[④]。又能生腹中诸虫。道家特忌，以五荤之一。

附方

赤火丹毒，风游丹肿：取叶捣傅，随手即消，其验如神也。亦可捣汁服之。

---

① 瘭疽：局部皮肤炎肿化脓的疮毒，好发于手、足指端。

② 叶：原脱，据《本草纲目》金陵本卷二十六“芸薹”条补。

③ 女人吹奶：《重修政和本草》卷二十九“芸薹”条作“赤游疹”。

④ 发疮……不可食：“病胡”二字原模糊，据《本草纲目》金陵本卷二十六“芸薹”条补入。胡臭，即狐臭。

子

辛，温[①]。无毒。主治：行滞血，破冷气，消肿散结，梦中泄精，与鬼交及治产难、产后心腹诸疾，赤丹热肿，金疮血痔。取油傅头，令发长黑。

附方

产难歌云：黄金花结粟米实，细研酒下十五粒，灵丹功效妙如神，难产之时能救急。

风热牙痛：芸薹子（即榨油菜子）、白芥子、角茴香等分，为末，嗃鼻，左嗃右，右嗃左。

汤火伤灼：菜子油调蚯[②]蚓屎，搽之。

菘

一名白菜。时珍曰：按《埤雅》[③]：菘性凌冬晚凋，四时常见，有松之操，故曰菘。今人呼为白菜者，其色青白也，有二种：一种茎圆厚微青，一种茎扁薄而白。其叶皆淡青白色。南方生者畦[④]内过冬，北方多入窖内。圃人以马粪入窖壅培，不见风日，长苗皆嫩黄色，脆美无滓，谓之黄芽菜，盖亦仿韭黄之法也。菘子如芸薹[⑤]子而色灰黑，八月以后种之。作菹食尤良。

---

① 辛温：《本草纲目》金陵本卷二十六“芸薹”条同。江西本作“辛”。

② 蚯：原讹作“蚚”，据《本草纲目》金陵本卷二十六“芸薹”条改。

③ 埤雅：字书，宋人陆佃所作。

④ 畦：有一定界限的长条田块。

⑤ 薹：原作“萝”，据《本草纲目》金陵本卷二十六“菘”条改。

茎叶

甘，温。无毒。主治：通利肠胃，除胸中烦，解酒渴，消食下气，治瘴气，止热气嗽，汁尤佳。和中，利大小便。

时珍曰：气虚胃冷人多食，恶心吐沫，气壮人则相宜。弘景曰：性和利人，多食似小冷。张仲景言：药中有甘草食菘，即令病不除。瑞曰：夏至前食，发足疾[1]。

附方

小儿赤游，行于上下，至心即死：菘菜捣傅之，即止。

漆毒生疮：白菘菜捣烂涂之。

飞丝入目[2]：取白菜汁二三点入目，即出。

子

甘，平。无毒。主治：作油，涂头长发，涂刀剑不锈。

附方

酒醉不醒：用菘菜子[3]二合研细，井华水一盏调，为二服。

芥

处处有之。青芥，似菘，有毛，味极辣。紫芥，茎叶

---

① 发足疾：《本草纲目》金陵本卷二十六“菘”条作“发气动疾有足疾者忌之”。

② 飞丝入目：《张氏医通》：“谓风飏游丝，偶然触入目中而作痛也。”

③ 子：原脱，据《本草纲目》金陵本卷二十六“菘”条补。

纯紫可爱，作齑最美。有白芥，见本条。其余南芥、旋芥、花芥、石芥之类，皆菜茹①之美者，不能悉录。时珍曰：芥性辛热而散，故能通肺开胃，利气豁痰。

茎叶

辛，温。无毒。主治：归鼻，除肾经邪气，利九窍，明耳目，安中。久食温中，止咳嗽上气，除冷气，咳逆下气，去头面风。通肺豁痰，利膈开胃。

久食则积温成热，辛散大盛②，耗人真元，肝木受病，昏人眼目，发人疮痔；而《别录》谓其能明耳目者，盖知暂时之快，而不知积久之害也。《素问》云：辛走气，气病无多食辛，多则筋急而爪枯③。此类是矣。陆佃云：望梅生津，食芥堕泪，五液之自外至也。慕而涎垂，愧而汗出，五液之自内生也。

附方

牙龈肿烂，出臭水者：芥菜秆烧存性，研末，频傅之，即愈。

子

辛，热。无毒。主治：温中散寒，豁痰利窍，治胃寒吐食，肺寒咳嗽，风冷气痛，口噤唇紧，消散痈肿瘀血。研末作酱食，香美，通利五脏。

---

① 菜茹：蔬菜的总名。

② 盛：《本草纲目》江西本卷二十六“芥”条同。金陵本作“甚”。

③ 多则筋急而爪枯：原作“多则肉胝而唇褰”，据《素问·五脏生成篇》“多食辛则筋急而爪枯，多食酸则肉胝䐢而唇揭”改。

多食昏目动火，泄气伤精。

附方

风毒肿及麻痹：醋研傅之。

扑损瘀血，腰痛肾冷：和生姜研涂贴之。

心痛：酒调末[1]服之。

衄血不止：研末水调，涂顶囟。

感寒无汗：水调芥子末填脐内，以热物隔衣熨之，取汗出妙。

反胃吐食：芥子末，酒服方寸匕，日三服。

霍乱吐泻：芥子捣细，水和傅脐上。

上气呕吐：芥子末，蜜丸梧子大，井华水寅时下七丸，申时再服[2]。

喉痹肿痛：芥子末，水和傅喉下，干即易之。

又方：用辣芥子研末，醋调取汁，点入喉内，待喉内鸣，却用陈麻骨[3]烧烟吸入，立愈。

耳卒聋闭：芥子末，人乳汁和，以绵裹塞之。

热毒瘰疬：小芥子末，醋和贴之。看消即止，恐损肉。

妇人经闭不行，至一年，脐腹痛，腰腿沉重，寒热往来：用芥子二两，为末，每服二钱，热酒食前服。

---

① 末：《本草纲目》金陵本卷二十六“芥”条无此字。

② 井华水寅时……再服：寅时、申时，旧时十二辰制记时法，分别指凌晨三时至五时、下午三时至五时。

③ 麻骨：即麻秆，可以点燃。

白 芥

一名胡芥，又名蜀芥。白芥生太原、河东，叶如芥而白，为茹食之甚美，其子入药胜于芥子。痰在胁下及皮里膜外，非白芥子莫能达。古方控涎丹用白芥子，正此义也。按韩悉[1]《医通》云：凡老人苦于痰气喘嗽，胸满懒食，不可妄投燥利之药，反耗真气。悉因人求治其亲，静中处三子养亲汤治之，随试随效。盖白芥子白色主痰，下气宽中；紫苏子紫色主气，定喘止嗽；萝卜子白种者主食，开痞降气。各微炒研[2]破，看所主为君。每剂不过三四钱，用生绢袋盛入，煮汤饮之。勿煎太过，则味苦辣。若大便素实者，入蜜一匙。冬月加姜一[3]片尤良。南陵末斋子有辞赞之。

茎叶

辛，温。无毒。主治：冷气。安五脏，功与芥同。

热病人不可食，为其性暖也。

子

辛，温。无毒。主治：利气豁痰，除寒暖中。发汗，胸膈痰冷，面目黄赤。喘嗽反胃，痹木，御[4]恶气，脚气，

① 韩悉（mào 冒）：明代医学家，作《韩氏医通》。

② 研：原脱，据《本草纲目》金陵本卷二十六“白芥”条补。

③ 一：《韩氏医通》卷下第八作“三”。

④ 御：原讹作“熨”，《本草纲目》金陵本卷二十六“白芥”条作“禦”。按：“禦”，应为“御（禦）”的讹写。

遁尸、飞尸[1]，及暴风毒肿流四肢、筋骨腰节诸痛。醋研，傅射工毒。烧烟及服，辟邪魅[2]（入镇宅方用）。咳嗽，胸胁支满，上气多唾者，每用温酒吞下七粒。

附方

反胃上气：白芥子末，酒服一二钱。

胸胁痰饮：白芥子五钱，白术一两，为末，枣肉和捣，丸梧子大，每白汤服五十丸。

蔓　菁

一名芜菁，又名九英菘，亦名诸葛菜。《尔雅》云：须，葑苁。《诗·谷风》云：采葑采菲。毛苌注云：葑，须也。孙炎云：须[3]，一名葑苁。《礼·坊记》注[4]云：葑，蔓菁也。刘禹锡《嘉话录》云：诸葛亮所止令兵士独种蔓菁者，取其才出甲，可生啖，一也；叶舒可煮食，二也；久居则随以滋长[5]，三也；弃不令惜，四也；回则易

① 遁尸、飞尸："五尸"中的两种，皆传尸劳之属，为突然发作的危重病证。《太平圣惠方》卷五十六："遁尸者，言其停遁，在人肌肉血脉之间，若卒有犯触即发动，令心腹胀满刺痛，喘息急，偏攻两胁，上冲心胸，其候，停遁不消者是也。""飞尸者，发无由渐，忽然而至，若飞走之急疾，故谓之飞尸，其状心腹刺痛，气息喘急，胀满上冲心胸也。"

② 邪魅：作祟害人的鬼怪。

③ 须：原作"葑"，据《重修政和本草》卷二十七"芜菁"及"芦菔"条改。

④ 注：原脱，据《重修政和本草》卷二十七"芜菁"及"芦菔"条改。

⑤ 滋长：生长。

寻而采，五也；冬有根可食，六也。比诸蔬其利甚博。至今[①]蜀人呼为诸葛菜，江陵亦然。又朱辅[②]《溪蛮丛笑》云：猫、獠、猺、狫[③]地方产马王菜，味涩[④]多刺，即诸葛菜也，相传马殷[⑤]所遗，故名。又蒙古人呼其根为沙吉木儿。九英菘出河西，叶大根亦粗长，和羊肉食甚美，常食都不见发病，冬日作菹煮羹食，消宿食，下气治嗽。蔓菁夏月则枯，当此之时，蔬圃复种，谓之鸡毛菜，食心，正在春时，诸菜之中，有益无损，于世有功。采撷之余，收子为油，燃灯甚明，西人食之。河东、大原所出，其根极大，他处不及也。又出西番吐谷浑地。

根叶

苦，温。无毒。主治：利五脏，轻身[⑥]益气。消食，下气治嗽，止消渴，去心腹冷痛，及热毒风肿，乳痈妬乳[⑦]寒热。常食通中，令人肥健。

多食动气。

① 今：《本草纲目》金陵本卷二十六“芜菁”条同，江西本误作“令”。

② 朱辅：南宋人，作《溪蛮丛笑》，记诸蛮风土物产。原作“朱辅山”，据《本草纲目》卷二十六“芜菁”条改。

③ 猫（miáo 描）、猺（yáo 摇）、狫（lǎo 老）：“猫”，同“苗”；猺同“瑶”；“狫”即“犵狫”，今作“仡佬”，均是我国少数民族旧名。

④ 涩：文渊阁四库全书本《溪蛮丛笑》作“苦”。

⑤ 马殷：五代十国时楚国之开国君主。

⑥ 轻身：道教谓使身体轻健而能轻举。

⑦ 妬（dù 度）乳：乳痈。

附方

预禳时疾：立春后遇庚子日，温蔓菁汁，合家大小并服之，不限多少，一年可免时疾。此神仙教子法。

鼻中衄血：诸葛菜捣汁饮。

大醉不堪，连日病困者：蔓菁菜入少米煮熟，去滓，冷饮之良。

阴肿如斗：生蔓菁根捣封之，治人所不能治者。

小儿头秃：芜菁叶烧灰，和脂傅之。

子

时珍曰：蔓菁子可升可降，能汗能吐，能下能利小便，又能明目解毒，其功甚伟，而世罕知用之何哉？夏初采子，炒过榨油，同麻油炼熟一色无异，西人多食之。点灯甚明，但烟亦损目。北魏祖珽囚地窖中，因芜菁子油灯伤明，即此也。

苦、辛，平。无毒。主治：明目，疗黄胆，利小便。水煮汁服，主癥瘕积聚。少少饮汁，治霍乱心腹胀。末服之，主目暗。入丸药服，令人肥健，尤宜妇人。为油入面膏，去黑皯皱文。和油傅蜘蛛咬。压油涂头，能变蒜发①。

附方

明目益气：蔓菁子一升，水九升，煮汁尽，日干，如此三度，研细。水服方寸匕，日三。亦可研水和米煮

① 蒜发：指少壮之人斑白的头发，亦称“算发”。明·陶宗仪《辍耕录·宣发》：“人之年壮而发斑白者，俗曰算发，以为心多思虑所致。”

粥食。

常服明目，使人洞视[1]、肠肥：用蔓菁子三升，以苦酒三升煮熟日干，研筛末，以井华水服方寸匕，日三，无所忌。《抱朴子》云：服尽一斗，能夜视有所见物。

青盲眼障，但瞳子不坏者，十得九愈：用蔓菁子六升，蒸之气遍，合甑取下，以釜中热汤淋之，乃曝干还淋，如是三遍，即收杵为末，食上清酒服方寸匕，日再服。

二便关格[2]，胀满欲绝：蔓菁子油一合，空腹服之即通。通后汗出勿怪。

心腹作胀：蔓菁子一大合拣净捣烂，水一升和研，滤汁一盏，顿服。少顷自利，或自吐，或得汗，即愈。

霍乱胀痛：蔓菁子，水煮汁，饮之。

小儿头秃：蔓菁子末，和醋傅之。一日三上。

面黡[3]痣点：蔓菁子研末，入面脂中，夜夜涂之，亦去面皱。

花

辛，平。无毒。主治：虚劳眼暗，久服长生，可夜读书。三月三日采花，阴干为末，每服二钱，空心井花水[4]下。

---

① 洞视：犹透视。汉代以来方士所自称的能看见非肉眼所见事物的特异功能。

② 关格：病证名。此处指大小便都不通。

③ 黡（yǎn 眼）：黑痣；又谓黑；黑痕。

④ 井花水：即井华水。

萝　卜

音罗北。莱菔音来北。芦葩芦音罗，葩音北，与菔同。雹突，一名紫花菘，又名温菘，亦名土酥。炳曰：捣烂制面，作馎饦[①]食之最佳，饱食亦不发热。酥煎食之，下气。凡人饮食过度，生嚼咽之便消。慎微曰：杨亿《谈苑》云：江东居民言种芋三十亩，计省米三十斛；种萝卜三十亩，计益米三十斛。则知萝卜果能消食也。宗奭曰：服地黄、何首乌人食莱菔，则令人髭[②]发白。世皆以为此物味辛，下气速也。然生姜、芥子更辛，何止能散而已。盖莱菔辛而又甘，故能散、缓，而又下气速也。所以散气用生姜，下气用莱菔。张杲[③]《医说》云：饶民李七[④]病鼻衄甚危，医以萝卜自然汁和无灰酒饮之即止。盖血随气运，气滞故血妄行，萝卜下气而酒导之故也。又云：有人好食豆腐中毒，医治不效，忽见卖豆腐人言其妻误以萝卜汤入锅中，遂致不成。其人心悟，乃以萝卜汤饮之而瘳[⑤]。物理之妙如此。又《延寿书》载：李师逃难入石窟中，贼以烟熏之垂死，摸得萝卜一束，嚼汁咽下即苏。此法备急，

---

① 馎饦（bótuō 伯托）：古代用面或米粉制成的食品，制法形式不尽相同。北魏·贾思勰《齐民要术·饼法》：“馎饦，挼如大指许，二寸一断，着水盆中浸。宜以手向盆旁，挼使极薄，皆急火逐沸熟煮。”

② 髭（cī 疵）：嘴唇上边的胡须，又泛指胡须。

③ 张杲：宋时医家，著有《医说》。

④ 饶民李七：张杲《医说》作“饶州士民李士哲”。

⑤ 瘳（chōu 抽）：病愈；治愈。

不可不知。

根：辛，甘；叶：辛、苦，温。无毒。主治：吞酸，化积滞，通①关节，理颜色，利五脏，轻身，令人白净肌细，消痰止咳，治肺痿，温中补不足，宽胸膈，利大小便，散瘀血，制面毒、豆腐积，练恶气，行风气，去邪热气，杀鱼腥气，解酒毒。同羊肉、银鱼煮食，治劳瘦咳嗽。同猪肉食，益人。散服及炮煮服食，化痰消导，大下气，消谷和中，去痰癖，肥健人。生捣服，治禁口痢②。捣汁服，治吐血衄血，下痢及失音，并烟熏欲死，止消渴，试大有验。生食，止渴宽中。末服，治五淋。丸服，治白浊③。煎汤，洗脚气。生捣，涂打扑汤火伤。

思邈曰：平。不可与地黄④同食，令人发白，为其涩营卫也。时珍曰：多食莱菔动气，惟生姜能制其毒。又伏硇砂⑤。

附方

食物作酸：萝卜生嚼数片，或生菜嚼之亦佳。干者、

---

① 通：《本草纲目》金陵本卷二十六“莱菔”条作“利”。

② 禁口痢：即口噤痢，又称噤口痢，症见呕恶不纳，下痢频繁，肌肉瘦削，胸脘痞闷等。

③ 白浊：病证名。一指以小便浑浊色白为主要症状的疾患。二指溺孔常流白色浊物而小便自清的疾患，又称精浊。

④ 黄：原讹作“廣”，据《本草纲目》金陵本卷二十六“莱菔”条改。

⑤ 硇（náo 挠）砂：矿物药名，也称卤砂。通常见于近代火山活动区，由火山喷出的氯化铵气体凝华而成。

熟者、盐醃[1]者及人胃冷者，皆不效。

反胃噎疾：萝卜蜜煎浸，细细嚼咽良。

鼻衄不止：萝卜捣汁半盏，入酒少许热服，并以汁注鼻中皆良。或以酒煎沸，入萝卜再煎，饮之。

偏正头痛：生萝卜汁一蚬[2]壳，仰卧，随左右注鼻中，神效。王荆公病头痛，有道人传此方，移时遂愈也。以此治人，不可胜数。

失音不语：萝卜生捣汁，入姜汁同服。

喉痹肿痛：萝卜汁和皂荚浆服，取吐。

满口烂疮：萝卜自然汁，频漱去涎妙。

汤火伤灼：生萝卜捣涂之。子亦可。

大肠便血：大萝卜皮烧存性，荷叶烧存性，蒲黄生用，等分为末，每服一钱，米饮下。

肠[3]风下血：蜜炙萝卜，任意食之。昔一妇人服此有效。

沙石诸淋，疼不可忍：用萝卜切片，蜜浸少时，炙干数次，不可过焦，细嚼盐汤下，日三服，名瞑眩膏。

子

震亨曰：莱菔子治痰，有推墙倒壁之功。时珍曰：莱

---

① 醃（yān 烟）：《本草纲目》金陵本卷二十六“莱菔”条作“淹”。按：“淹”，后作“醃”。醃、腌义同，谓用盐浸渍食物。

② 蚬（xiǎn 显）：淡水产软体动物，介壳圆形或心脏形，表面有轮状纹。

③ 肠：原讹作“伤”，据《本草纲目》金陵本卷二十六“莱菔”条改。

菔子之功，长于[1]利气。生能升，熟能降。升则吐风痰，散风寒，发疮疹；降则定痰喘咳嗽，调下痢后重，止内痛，皆是利气之效。予曾用，果有殊绩。

辛、甘，平。无毒。主治：下气定喘治痰，消食除胀，利大小便，止气痛，下痢后重，发疮疹。研汁服，吐风痰。同醋研，消肿毒。

附方

上气痰嗽，喘促唾脓血：以莱菔子一合，研细煎汤，食上服之。

肺痰[2]咳嗽：莱菔子半升淘净焙干，炒黄为末，以糖和，丸芡[3]子大，绵裹含之，咽汁甚妙。

齁喘[4]痰促，遇厚味即发者：萝卜子淘净，蒸熟晒研，姜汁浸蒸饼丸绿豆大，每服三十丸，以口津咽下，日三服，名清金丸。

痰气喘息：萝卜子炒，皂荚烧存性，等分为末[5]，姜汁和，炼蜜丸梧子大，每服五七十丸，白汤下。

久嗽痰喘：萝卜子炒，杏仁去皮尖炒，等分，蒸饼丸麻子大，每服三五丸，时时津咽。

高年气喘：萝卜子炒，研末，蜜丸梧子大，每服五十

---

① 于：原作“子”，据《本草纲目》金陵本卷二十六“莱菔”条改。

② 痰：《重修政和本草》卷二十七“莱菔”条附方作“疾”。

③ 芡：《重修政和本草》卷二十七“莱菔”条附方作“弹”。

④ 齁（hōu 呴）喘：哮喘。

⑤ 末：原讹作“木”，下同。

丸，白汤下[1]。

花

主治：用糟下酒藏，食之甚美，明目。

生　姜

见豆豉方下，造酿部内。

同　蒿

一名蓬蒿。

甘、辛，平。无毒。主治：安心气，养脾胃，消痰饮，利肠胃[2]。

多食动风气，薰[3]人心，令人气满。

芫　荽

一名蒝荽，又名香荽，亦名胡荽。时珍曰：荽，许氏《说文》作葰，云姜属，可以香口也。其茎柔叶细而根多须，绥绥[4]然也。张骞使西域始得种归，故名胡荽。今俗呼为蒝荽，蒝乃茎叶布散之貌。俗作芫花之芫，非矣。藏器曰：石勒讳胡，故并、汾人呼胡荽为香荽。

根叶

辛，温。微毒。主治：消谷，治五脏，补不足。补筋

---

① 下：原作“不”，据《本草纲目》金陵本卷二十六“莱菔”条改。

② 利肠胃：《重修政和本草》卷二十七“同蒿”条无。

③ 薰：熏袭；熏染。后作“熏”。

④ 绥绥：茂密繁盛貌。

脉，令人能食，利大小肠，通小腹气，拔四肢热，止头痛，疗沙疹、豌豆疮不出，作酒喷之，立出。通心窍。治肠风[1]，用热饼裹食，甚良。合诸菜食，气香，令人口爽，辟飞尸、鬼疰、蛊毒及辟鱼、肉毒。

久食令人多忘。根，发痼疾。时珍曰：凡服一切补药及药中有白术、牡丹者，不可食此。伏石钟乳。道家为五荤之一。

附方

疹痘不快：用胡荽三[2]二两切，以酒二大盏煎沸沃之，以物盖定，勿令泄气，候冷去滓，微微含喷，从项背至足令遍。勿噀头面。

面上黑子：蒝荽煎汤，日日洗之。

产后无乳：干胡荽煎汤饮之效。

肛门脱出：胡荽切一升，烧烟熏之，即入。

子

辛、酸，平。无毒。主治：消谷能食。发痘疹，杀鱼腥。煮汁冷服，治蛊毒，五痔及食肉中毒，吐[3]下血。油煎，涂小儿秃疮。

附方

痢及泻血：胡荽子一合，炒捣末，每服二钱，赤痢砂

① 风：《重修政和本草》卷二十七“胡荽”条此下有“热”字。
② 三：原脱，据《重修政和本草》卷二十七“胡荽”条附方补。
③ 吐：《重修政和本草》卷二十七“胡荽”条无。

糖水下，白痢姜汤下，泻血白汤下，日二。

牙齿疼痛：胡荽子五升，以水五升，煮取一升，含漱。

胡萝卜

时珍曰：元时始自胡地来①，气味微似萝卜，故名。

根

甘、辛，微温。无毒。主治：下气补中，利胸膈肠胃，安五脏，令人健食，有益无损。

子

主治：久痢。

大茴香

见豆豉方下，造酿部内。

小茴香

见豆豉方下，造酿部内。

辣辣菜

一名𦬒菜 音罕，𦶟菜 音罩，辣米菜。时珍曰：𦬒味辛辣，如火焊人，故名。亦作𦶟②。陈藏器本③草有𦶟菜，云

---

① 元时始自胡地来：此条沿袭李时珍之误。按南宋《绍兴本草》云："胡萝卜本经不载，今当收附菜部。"可知胡萝卜早在南宋时已收入官修本草中，非至元时始来。

② 𦶟：原作"𦬒"，《重修政和本草》卷"𦺇菜"条作"𦺇"，《本草纲目》金陵本卷二十六"𦬒菜"条缺损，江西本作"𦶟"，据文义，此处应为"𦶟"。

③ 本：原作"木"。

辛菜也，南人食之。不著形状。今攷[1]《唐韵》《玉篇》[2]并无“蔊”字，止有“蔊”字，云辛菜也。则“蔊”乃“蔊”字之讹尔。蔊菜生南地，田园间小草也，冬月布地丛丛，长二三寸，柔梗细叶，三月开细花，黄色，结细角长一二分，角内有细子，野人连根、叶拔而食之，味极辛辣，呼为辣米菜，沙地生者尤伶仃[3]，故洪舜俞[4]《老圃赋》云：蔊有拂士[5]之风。林洪《山家清供》云：朱文公饮后，辄以蔊茎供蔬品，盖盱江、建阳、严陵人皆喜食之也。

辛，温。无毒。主治：去冷气，腹内久寒，饮食不消，令人能食。利胸膈，豁冷痰，心腹痛。

李鹏飞曰：蔊菜细切，以生蜜洗伴或略汋[6]食之，爽口消食。多食，发痼疾，生热。

菠　菜

一名菠薐，又名波斯草，亦名赤根菜。慎微曰：按刘禹锡《嘉话录》云：菠薐种出自西国，有僧将其子来，云本是颇陵国之种，语讹为波棱耳。时珍曰：按《唐会要》云：太宗时尼波罗国献波棱菜，类红蓝，实如蒺藜，火熟之能益食味。即此也。方士隐名为波斯草云。按张从正

① 攷：“考”的古字。考校，考察。
② 玉篇：字书，梁·顾野王撰。
③ 伶仃：瘦弱或细长。
④ 洪舜俞：南宋进士。
⑤ 拂（bì弼）士：充任辅佐的贤人。拂，通“弼”，辅佐。
⑥ 汋（yuè月）：同“瀹”，浸渍，煮。

《儒门事亲》云：凡人久病，大便涩滞不通，及痔漏之人，宜常食菠薐、葵菜之类，滑以养窍，自然通利。

菜及根

甘，冷，滑。无毒。主治：利五脏，通肠胃热，解酒毒，服丹石人食之佳，通血脉，开胸膈，下气调中，止渴润燥。根尤良。

北人食肉、面，食之即平；南人食鱼、鳖、水米，食之即冷，故多食冷大小肠也。

附方

消渴引饮，日至一石者：菠薐根、鸡内金等分，为末，米饮服一钱，日三。

莙荙菜

一名菾菜 菾音甜。时珍曰：菾菜，即莙荙也。菾与甜通，因其味也。

甘、苦，大寒，滑。无毒。主治：补中下气，理脾气，去头风，利五脏。煎汤饮，开胃，通心膈，宜妇人。捣汁饮，治时行壮热，冷热痢，又止血生肌，解风热毒。夏月以菜作粥食，解热，止热毒痢。捣烂，傅灸疮，止痛易瘥。傅诸禽兽伤，立愈。

禹锡[1]曰：平，微毒。冷气人不可多食，动气。先患腹冷人食之，必破腹。

---

① 禹锡：掌禹锡，宋人，主持编撰《嘉祐本草》。

根

甘，平。无毒。主治：通经脉，下气，开胸膈。

子

主治：醋浸揩面，去粉滓[①]，润泽有光。煮半生，捣汁服，治小儿热。

附方

痔瘘下血：莙荙子、芸薹子、荆芥子、芫荽子、莴苣子、蔓菁子、萝卜子、葱子等分，以大鲫鱼一个去鳞、肠，装药在内，缝合，入银、石器内，上下用火炼熟，放冷为末，每服二钱，米饮下，日二服。

荠

一名护生草。时珍曰：荠生济济，故谓之荠。释家[②]取其茎作挑灯杖，可辟蚊、蛾，谓之护生草，云能护众生也。荠有大、小数种。小荠叶花茎扁，味美，其最细小者，名沙荠也。大荠科、叶皆大，而味不及。茎硬有毛者，名菥蓂，味不甚佳。并以冬至后生苗，二三月起茎五六寸[③]，开细白花，整整如一，结荚如小萍，而有三角，荚内细子，如葶苈子。其子名蒫音嵯[④]，四月收之。师旷云：岁欲甘，甘草先生，荠是也。菥蓂、葶苈皆是荠类。

---

① 醋浸揩面，去粉滓：原文漫漶，据《本草纲目》金陵本卷二十七“莙菜”条补入。粉滓，即粉刺。

② 释家：佛教，佛教徒。

③ 寸：原讹作“十”，据《本草纲目》金陵本卷二十七“荠”条改。

④ 蒫、嵯：此处并读作cuó。

甘，温。无毒。主治：利五脏，和中[①]，明目益胃。

根：治目痛。

根、叶：烧灰，治赤白痢极效。

附方

肿满腹大，四肢枯瘦，尿涩：用甜葶苈（炒）、荠菜根等分，为末，炼蜜丸弹子大，每服一丸，陈皮汤下。只二三丸，小便清；十余丸，腹如故。

暴赤眼，痛胀碜[②]涩：荠菜根杵汁滴之。

眼生瞖[③]膜：荠菜和根、茎、叶洗净，焙干为细末，每夜卧时先洗眼，挑末米许，安两大眦[④]头，涩痛忍之，久久膜自落也。

蒫实

甘，平。无毒。主治：腹胀，补五脏不足，去风毒邪气，治壅去瞖，明目，目痛，青盲不见物，解热毒。久服，视物鲜明。

患气人食之，动冷疾[⑤]。不与面同食，令人背闷。

花

主治：布席下，辟虫，又辟蚊、蛾。

---

① 和中：《本草纲目》金陵本卷二十七“荠”条作“利肝和中”，据此可补。

② 碜（chěn 磣）：眼里异物感。

③ 瞖：眼病。此处指眼生白翳。

④ 眦：眼角。

⑤ 疾：原作“气”，据《重修政和本草》卷二十七“荠”条改。

附方

久痢：用荠花阴干研末，每服二钱，枣汤下。

大　荠

一名大蕺，又名菥蓂音锡觅，亦名马辛。似荠叶而细，俗呼为老荠。

苗

甘，平。无毒。主治：和中益气，利肝明目。

子

辛，微温。无毒。主治：心腹腰痛，肝家积聚，眼目赤肿，明目，目痛泪出，除痹，补五脏，益精光[①]，久服轻身不老。

附方

眼目热痛，泪出不止[②]：菥蓂子捣筛为末，卧时铜箸[③]点少许入目，当有热泪及恶物出，甚佳。

眼中弩肉[④]：方同上，夜夜点之。

苜　蓿

一名木粟，又名光风草。时珍曰：苜蓿，郭璞作"牧

---

① 精光：精，通"睛"。精光，指眼中的光亮。

② 止：原作"出"，据《本草纲目》金陵本卷二十七"菥蓂"条改。

③ 箸（zhù 助），筷子。箸：原作"簪"，与《本草纲目》江西本卷二十七"菥蓂"条同。今据《重修政和本草》卷六"菥蓂子"条及金陵本改。

④ 弩肉：亦作"胬肉"，眼病，即翼状胬肉，眼角赤瘀突起如肉，横布白睛表面，并逐渐浸入黑睛。

蓿”[1]。谓其宿根自生，可饲牛马也。又罗愿[2]《尔雅翼》作“木粟”，言其米可炊饭也。葛洪《西京杂记》云：乐游苑多苜蓿。风在其间，常萧萧然，日照其花有光采，故名怀风，又名光风。茂陵人谓之连枝草。《金光明经》[3]谓之塞毕[4]力迦。

苗

苦，平，涩。无毒。主治：安中利人，可久食。利五脏，轻身健人，洗去脾胃间邪热气，通小肠诸恶热毒，煮和酱食，亦可作羹。干食益人。

宗奭曰：微甘，淡。诜曰：凉。少食好。多食令冷气入筋中，即瘦人。李鹏飞曰：同蜜食，令人下利。

根

寒。无毒。主治：热病烦满，目黄赤，小便黄，酒疸，捣取汁[5]服一升，令人吐利即愈。沙石淋痛，捣汁煎饮。

苋

凡六种：赤苋、白苋、人苋、紫苋、五色苋、马苋也。惟人、白二苋，实可入药用。人苋、白苋俱大寒，亦谓之糠苋，又谓之胡苋，或谓之细苋，其实一也。但大者

① 荍蓿：原作“牧宿”，据《尔雅·释草》郭璞注改。
② 罗愿：南宋人，作《尔雅翼》，释《尔雅》草木鸟兽虫鱼各种物名。
③ 金光明经：全名为《金光明最胜王经》，佛教经典。
④ 毕：原作“鼻”，据《金光明最胜王经》卷七改。
⑤ 取汁：原脱，今据《重修政和本草》卷二十七“苜蓿”条补。

为白苋，小者为人苋耳。其子霜后方熟，细而色黑。紫苋茎叶通紫，吴人用染爪者，诸苋中惟此无毒，不寒。赤苋亦谓之花苋，茎叶深赤，根茎亦可糟藏，食之甚美。细苋即野苋也，北人呼为糠苋，柔茎细叶，生即结子，味比家苋更胜。

菜

甘，冷利。无毒。主治：白苋：补气除热，通九窍。紫苋：杀虫毒，治气痢。赤苋：主赤痢，入血分善走，故与马苋同服，能下胎。或煮食之，令人易产。六苋：并利大小肠，治初痢，滑胎。

苋动气，令人烦闷，冷中损腹。不可与鳖同食，生鳖瘕。又取鳖肉如豆大，以苋菜封裹置土坑内，以土盖之[①]，一宿尽变成小鳖也。

附方

产后下痢，赤白者：用[②]紫苋菜一握切煮汁，入粳米三合，煮粥，食之立瘥也。

蜂虿螫伤：野苋挼[③]擦之。

苋实

甘，寒。无毒。主治：肝风客热，白瞖，瞖目黑花，青盲，明目除邪。益精，利大小便，去寒热，杀蛔虫。久

---

① 以土盖之：土，原作“上”，据《本草纲目》金陵本卷二十七“苋”条改。盖，原字模糊，据《本草纲目》金陵本卷二十七“苋”条补入。

② 用：原作“月”，据《本草纲目》金陵本卷二十七“苋”条改。

③ 挼（ruó）：揉搓；摩挲。

服益气力，不饥，轻身。

附方

利大小便：苋实为末半两，分二服，新汲水下。

根

主治：阴下冷痛，入腹则肿满杀人，捣烂傅之。

马齿菜

一名马齿苋，一名马苋，一名五行草，一名五方草，一名长命菜，一名九头狮子草。时珍曰：其叶比并如马齿，而性滑利似苋，故名。俗呼大叶者为豚耳草，小叶者为鼠齿苋，又名九头狮子草。其性耐久难燥，故有长命之称。《宝藏论》[①] 及《八[②]草灵变篇》并名马齿龙芽，又名五方草，亦五行之义。颂曰：马齿苋虽名苋类，而苗、叶与苋都不相似。一名五行草，以其叶青、梗赤、花黄、根白、子黑也。

菜

酸，寒。无毒。主治：诸肿瘘疣目[③]，捣揩之。破痃癖，止消渴，能肥肠，令人不思食。饮汁，治反胃，诸

---

① 宝藏论：道书，今有学者王家葵先生考证其为隋代道士苏元朗撰，有五代轩辕述修订本。

② 八：原作“入”，据《本草纲目》金陵本卷二十七“马齿苋”条改。

③ 疣目：病名。寻常疣也，症见人手足边忽生疣如豆，或多个相连，突出肌肤。

淋，金疮流血，破血癖癥瘕，小儿尤良。用汁治紧唇[①]面皰[②]，解马汗、射工毒，涂之瘥。治疣目[③]，尸脚[④]，阴肿。作膏，涂湿癣、白秃、杖疮。又主三十六种风。煮粥，止痢及疳痢[⑤]，治肠痛。服之长年不白。治痈疮，杀诸虫。生捣汁服，当利下恶物，去白虫。和梳垢，封丁肿。又烧灰和陈醋滓，先灸后封之，即根出。散血消肿，滑胎[⑥]，解毒通淋，赤白带下及产后虚汗。时珍曰：马齿苋所主诸病，皆只取其散血消肿之功也。颂曰：多年恶疮，百方不瘥，或痛焮[⑦]不已者，并捣烂马齿傅上，不过三两遍。此方出于武元衡相国。武在西川，自苦胫疮焮痒不可堪，百医无效，及到京，有厅吏上此方，用之便瘥也。李绛[⑧]记其事于《兵部手集》。

人多食之，然性寒滑。

附方

禳解疫气：六月六日，采马齿苋晒干。元旦煮熟，同盐、醋食之，可解疫疠气。

---

① 紧唇：病名。又称沈唇，病由脾胃有热，又感风寒湿邪，口唇微肿湿烂，反复发作，迁延日久，口唇开合不利。

② 面皰（pào 泡）：病名。面疮。

③ 目：原讹作"自"，据《重修政和本草》改。

④ 尸脚：病名。症见脚跟坼破。

⑤ 疳痢：疳疾合并痢疾。

⑥ 滑胎：《本草纲目》金陵本卷二十七"马齿苋"条作"利肠滑胎"。

⑦ 焮（xìn 信）：红肿。

⑧ 李绛：唐人，曾任兵部尚书，撰有《兵部手集方》。

筋骨疼痛，不拘风湿气、杨梅疮[1]及女人月家病，先用此药止疼，然后调理：干马齿苋一斤（湿马齿苋二斤），五加皮半斤，苍术四两，舂碎，以水煎汤洗澡。急用葱、姜擂烂，冲热汤三碗，服之，暖处取汗，立时痛止[2]也。

产后血痢，小便不通，脐腹痛：生马齿苋菜杵汁三合，煎沸入蜜一合，和服。

小儿血痢：方同上。

风齿[3]肿痛：马齿苋一把，嚼汁渍之，即日肿消。

疮久不瘥，积年者：马齿苋捣烂封之，取汁煎稠傅亦可。

毛虫螫人，赤痛不止：马齿苋捣熟封之，妙。

蜂虿螫人：方同上。

小儿白秃：马齿苋煎膏涂之，或烧灰，猪脂和涂。

杂物眯[4]目，不出：用东墙上马齿苋烧灰研[5]细，点少许于眦头，即出也。

子

主治：明目，青盲白瞖[6]，延年益寿，除邪气，利大小肠，去寒热，以一升捣末，每以一匙用葱、豉煮粥食。

---

① 杨梅疮：病名。即梅毒。

② 止：原作“上”，据《本草纲目》金陵本卷二十七“马齿苋”条改。

③ 风齿：病名。《诸病源候论》卷二十九：“风齿候，头面有风，阳明之脉虚，风乘虚，随脉流入于齿者，则令齿有风，微痛而根浮也。”

④ 眯（mǐ 米）：异物入目使视线不清。

⑤ 研：原脱，据《本草纲目》金陵本卷二十七“马齿苋”条补。

⑥ 瞖：原作“医”，据《本草纲目》金陵本卷二十七“马齿苋”条改。

或着米糁[①]、五味作羹食。

附方[②]

目中出泪，或出脓：用马齿苋子、人苋子各半两为末，绵裹铜器中蒸熟，熨大眦头脓水出处。每熨以五十度为率[③]，久久自绝。

苦菜

一名荼草[④]，一名苦苣[⑤]，一名苦荬，一名游冬，一名褊苣，一名老鹳菜，一名天香菜。时珍曰：按《洞天保生录》云：夏三月宜食苦荬，能益心和血通气也。此月令四月小满节后苦菜秀者也。四方皆有，在北道者则冬方凋，生南方者冬夏常青。叶如苦苣而狭，绿色差[⑥]淡。折之白乳汁出，味苦。花似野菊，春夏秋皆旋开。

菜

苦，寒。无毒。主治：五脏邪气，厌（延叶反，伏也）谷胃痹[⑦]，肠[⑧]澼，渴热中疾，诸痢，血淋痔瘘，恶疮，又能明目，调十二经脉，霍乱后胃气烦逆。久服安心

---

① 米糁（sǎn 伞）：米屑、米粒。
② 附方：原脱，按本书体例补。
③ 率：通“律”。标准，限度。
④ 草：原脱，据《重修政和本草》卷二十七“苦菜”条补。
⑤ 苣：原作“巨”，据《本草纲目》金陵本卷二十七“苦菜”条改。
⑥ 差（chā 插）：相当，颇。
⑦ 胃痹：病名。即胸痹。
⑧ 肠：原讹作“赐”，据《本草纲目》金陵本卷二十七“苦菜”条改。

益气，强力，聪察少卧，轻身，耐饥寒，豪[1]气不老。虽冷甚益人。捣汁饮，除面目及舌下黄。其白汁，涂丁肿，拔根。滴痈上，立溃。点瘊子，自落，及傅蛇咬。

附方

血淋尿血：苦菜一把，酒、水各半，煎服。

对口恶疮：野苦荬擂汁一钟，入姜汁一匙，和酒服，以渣傅，一二次即愈。

壶蜂叮螫：苦菜汁涂之，良。

根

主治：赤白痢及骨蒸，并煮服之。治血淋，利小便。

莴　苣

一名莴菜，又名千金菜。

菜

苦，冷。微毒。主治：利五脏，通经脉，开胸膈，功同白苣。利气，坚筋骨，去口气，白齿牙，明眼目，通乳汁，利小便，杀虫、蛇毒。

李鹏飞曰：久食昏人目，患冷人不宜食。时珍曰：按彭乘云：莴苣有毒，百虫不敢近，蛇虺触之，则目瞑[2]不见物。人中其毒，以姜汁解之。

---

① 豪：《重修政和本草》卷二十七“苦菜”条作“高”。

② 瞑：眼昏花。

附方

小便不通：莴苣菜捣傅脐上，即通（《卫生易简方》）。

小便尿血：同上方，甚效。

百虫入耳：莴苣捣汁滴入，自出也。

子

入药炒用。

主治：下乳汁，通小便，治阴肿，痔漏下血，伤损作痛。

附方

小便不通：莴苣子捣饼，贴脐中，即通。

闪损腰痛，趁痛丸：用白莴苣子（炒）三两，白粟米（炒）一撮，乳香、没药、乌梅肉各半两，为末，炼蜜丸弹子大，每嚼一丸，热酒下。

蒲公英

一名耩耨草 音搆擩[1]，又名金簪草，亦名黄花地丁。震亨曰：此草属土，开黄花，味甘。解食毒，散滞气，可入阳明、太阴经。化热毒，消肿核，有奇功。同忍冬藤煎汤，入少酒佐服，治乳痈，服罢欲睡，是其功也，睡觉微汗，病即安矣。颂曰：治恶刺方，出孙思邈《千金方》，其序云：邈以贞观五年七月十五日夜，以左手中指背触

---

① 擩：原讹作“糯”，据《本草纲目金陵本》卷二十七“蒲公英”条改。

着庭木，至晓遂患痛不可忍，经十日，痛日深，疮日高大，色如熟小豆色，常闻长者论有此方，遂用治之，手下则愈，痛亦除，疮亦即瘥，未十日而平复如故。杨炎[1]《南行方》亦著其效云。时珍曰：萨谦斋《瑞竹堂方》[2]有擦牙乌须发还少丹，甚言此草之功，盖取其能通肾也。故东垣李氏言其为少阴本经必用之药，而著本草者不知此义。

苗

甘，平。无毒。主治：解食毒，散滞气，化热毒，消恶肿、结核、丁肿。掺[3]牙，乌须发，壮筋骨。白汁：涂恶刺、狐尿刺疮，即愈。

附方

还少丹（昔日越王曾遇异人得此方，极能固齿牙，壮筋骨，生肾水。凡年未及八十者，服之须发返黑，齿落更生。年少服之，至老不衰。得遇此者，宿有仙缘，当珍重之，不可轻泄）：用蒲公英一斤，一名耩耨草，又名蒲公罂，生平泽中，三四月甚有之，秋后亦有放花者，连根带叶取一斤洗净，勿令见天日，晾[4]干，入斗子。解盐[5]一

---

① 杨炎：唐人，德宗时，累拜门下侍郎，同中书门下平章事。

② 瑞竹堂方：即《瑞竹堂经验方》，元人沙图穆苏（一作萨里弥实）作，沙图穆苏字谦斋，瑞竹堂乃其堂号。

③ 掺（chān 搀）：涂抹。

④ 晾：原作“眼”，形近而讹。

⑤ 解盐：亦称“大盐”，山西运城解池所产之盐最著名，因称。

两，香附子五钱，二味为细末，入蒲公草内淹一宿，分为二十团，用皮纸三四层裹札[1]定，用六一泥（即蚯蚓粪）如法固济[2]，入灶内焙干，乃以武火煅通红为度，冷定取出，去泥为末。早晚擦牙漱之，吐、咽任便，久久方效。

消一切肿毒，止痛：蒲公英、金银花各等分，用酒熬熟，饮之。其渣傅肿处，极效。

妇人乳痈水肿：蒲公英煮汁饮及封之，立消。

多年恶疮：蒲公英捣涂贴。

蛇螫肿痛：方同上。

落藜

一名藜，一名莱，一名红心灰藋[3]，一名鹤顶草，一名胭脂菜。时珍曰：藜处处有之，即灰藋之红心者，茎、叶稍大。河朔人名落藜，南人名胭脂菜，亦曰鹤顶草，皆因形色名也。嫩时亦可食，故昔人谓藜藿与膏梁[4]不同。老则茎可为杖。《诗》云：南山有台，北山有莱。陆机[5]注云：莱即藜也。初生可食。谯、沛人以鸡苏为莱，《三苍》以茱萸为莱，皆名同物异也。《韵府》[6] 谓藜为落帚，亦误矣。《宝藏论》云：鹤顶龙芽，其顶如鹤，八九月和子收

---

① 札：捆，绑。

② 固济：粘结，密封。

③ 藋（diào 掉）。

④ 梁：通“粱”。

⑤ 陆机：西晋学者。

⑥ 韵府：此处指《韵府群玉》，元人阴时夫所撰类书，首创以韵隶事。

之，入外丹用。

叶

甘，平。微毒。主治：杀虫，煎汤，洗虫疮，漱齿䘌。捣烂，涂诸虫伤，去癜风①。

茎

主治：烧灰，和荻灰、蒿灰等分，水和蒸，取汁煎膏，点疣赘、黑子，蚀恶肉。

芋

一名土芝，一名蹲鸱②。时珍曰：按徐铉③注《说文》云：芋犹吁也。大叶实根，骇吁人也。吁音芋，疑怪貌。又《史记》：卓氏④云：岷⑤山之下，野有蹲鸱，至死不饥。注云：芋也。盖芋魁之状，若鸱之蹲坐故也。芋魁，《东汉书》作芋渠。渠、魁义同。诜曰：芋，白色者无味，紫色者破气。煮汁啖之，止渴。十月后晒干收之，冬月食不发病。他时月不可食。又和鲫鱼、鳢⑥鱼作臛良。久食，令⑦人虚劳无力。又煮汁洗腻衣，白如玉也。《大明》曰：

---

① 癜风：病名。为紫白癜风的合称。

② 蹲鸱（chī 吃）：蹲伏的怪鸟。

③ 徐铉：五代至宋初学者，曾受诏校定《说文解字》。

④ 卓氏：原作"卓文君"，今据《史记》卷一二九货殖列传改。

⑤ 岷：原作"蚭"，据《本草纲目》金陵本卷二十七"芋"条改。

⑥ 鳢鱼：俗称"黑鱼"。鳢，原作"鲤"，据《本草纲目》金陵本卷二十七"芋"条改。

⑦ 令：原作"治"，与《本草纲目》卷二十七"芋"条同。今据《重修政和本草》卷二十三"芋"条改作"令"。

芋以姜同煮过，换水再煮，方可食之。

芋子

辛，平，滑。有小毒。主治：宽肠胃，充肌肤，滑中[1]，令人肥白，开胃，通肠闭，破宿血，去死肌[2]。产妇食之，破血。饮汁，止血渴[3]。冷啖，疗烦热，止渴。和鱼煮食，甚下气，调中补虚。

多食动宿冷，难克化，滞气困脾。生则有毒，味莶[4]不可食。性滑下石，服饵家[5]所忌。

附方

头上软疖：用大芋捣傅之，即干。

土　豆[6]

一名土芋，又名土卵，亦名黄独。藏器曰：土卵蔓生，如芋，人以灰汁煮食之。恭曰：土卵似小芋，肉白皮黄。梁、汉人名为黄独。可蒸食之。

根

甘、辛，寒。有小毒。主治：解诸药毒，生研水服，

---

① 中：原作“口”，今据《重修政和本草》卷二十三“芋”条改。

② 死肌：病证名。即肌肉麻木不仁。多由气虚风痰入络，营卫气血流行不畅所致。

③ 血渴：渴证之一。一指因失血所致的口渴症。二泛指劳伤元气及失血所致的口渴症。

④ 莶（xiàn 先）：刺激性味道。

⑤ 服饵家：指希图通过服食加工过的药物以求长生者。

⑥ 土豆：此处非指今茄科植物马铃薯的块茎，乃薯蓣科植物黄独的块茎，有小毒。

当吐出恶物便止。煮熟食之，甘美不饥[1]，厚人肠胃，去热嗽。

藏器曰：土芋蔓生，叶如豆，其根圆如卵。鶗鴂[2]食后弥[3]吐，人不可食。

山　药

一名薯蓣，一名藷萸 音诸预，土藷 音除，山藷，一名山芋，一名玉延。宗奭曰：薯蓣因唐代宗名预，避讳改为薯药；又因宋英宗讳薯，改为山药。尽失当日本名。恐岁久以山药为别物，故详著之。入药贵生干之，故古方皆用干山药。盖生则性滑，不可入药；熟则滞气，只堪啖耳。其法：冬月以布裹手，用竹刀刮去皮，竹筛盛，置檐风处，不得见日，一夕干五分，候全干收之。或置焙笼中，微火烘干亦佳。

根

甘，温、平。无毒。主治：伤中，补虚羸，除寒热邪气，补中，益气力，长肌肉，补五劳七伤，去冷风，镇心神，安魂魄，补心气不足，开达心孔，多记事，强筋骨，主泄精健忘，益肾气，健脾胃，止泄痢，化痰涎，润皮

---

① 饥：原作"肌"，与《本草纲目》江西本卷二十七"芋"条同，据金陵本改。

② 鶗鴂（tíguī 啼归）：亦作"鶗鴃"，即杜鹃鸟。

③ 弥：甚。

毛，久服，耳目聪明，轻身不饥延年。权[1]曰：凡患人体虚羸者，宜加而用之。诜曰：利丈夫，助阴力。熟煮和蜜，或为汤煎，或为粉，并佳。干之入药更妙。李杲曰：山药入手太阴。张仲景八味丸用干山药，以其凉而能补也。亦治皮肤干燥，以此润之。时珍曰：按吴绶云：山药入手、足太阴二经，补其不足，清其虚热。又按王履[2]《溯洄集》云：山药虽入手太阴，然肺为肾之上源，源既有滋，流岂无益，此八味丸所以用其强阴也。又按曹毗[3]《杜兰香传》云：食薯蓣可以辟雾露[4]。惟和面作馎饦则动气，为不能制面毒也。

附方

补益虚损，益颜色，补下焦虚冷，小便频数，瘦损无力：用薯蓣于沙盆中研细，入铫[5]中，以酒一大匙熬令香，旋添酒一盏搅令匀，空心饮之，每旦一服。

小便数多：山药（以矾水煮过）、白茯苓等分，为末，每水饮服二钱。

下痢禁口：山[6]药半生半炒，为末，每服二钱，米饮下。

脾胃虚弱，不思饮食：山药、白术各一两，人参七钱

---

① 权：甄权，唐代医学家，著有《药性论》《本草音义》《针经钞》《脉经》等。

② 王履：明初医家。

③ 曹毗：东晋文学家。

④ 雾露：古人认为，雾、露是致病的病因。

⑤ 铫（yáo 摇）：一种带柄有嘴的小锅。

⑥ 山：原讹作“出”，据《本草纲目》卷二十七“薯蓣”条改。

半，为末，水糊丸小豆大，每米饮下四五十丸。

湿热虚泄：山药、苍术等分，饭丸，米饮服。大人小儿皆宜。

百　合

一名䪥[1]音藩，一名强瞿，一名蒜脑藷，一名摩罗，一名重箱，一名中逢花。

根

白花者宜入药，红花、黄花，有黑斑点者，不可入药。

甘，平。无毒。主治：邪气腹胀心痛，利大小便，补中益气。

山　丹

一名红花菜，一名红百合，一名连珠，一名川强瞿。

花

主治：活血。其蕊，傅疔疮恶肿。

地瓜儿

一名滴露，一名甘露子。

根

甘，平。无毒。主治：浸酒，除风破血。

时珍曰：不宜生食及多食，生寸白虫。与诸鱼同食，令人吐。

---

① 䪥：原讹作“䪥”，据《本草纲目》金陵本卷二十七“百合”条改。

竹笋

一名竹萌，一名竹芽。

诸竹笋

甘，微寒。无毒。主治：利膈下气，化热消痰爽胃，消渴，利水道，益气，可久食。

藏器曰：诸笋皆发冷血及气。瑞曰：笋同羊肝食，令人目盲。赞宁《笋谱》云：笋虽甘美，而滑利大肠，无益于脾，俗谓之刮肠篦。惟生姜及麻油能杀其毒。人以麻滓沃竹丛，则次年凋疏，可验矣。

酸笋

时珍曰：酸笋出粤南。顾玠[①]《海槎[②]录》云：笋大如臂。摘至用沸汤泡去苦水，投冷井水中，浸二三日取出，缕如丝绳，醋煮可食。好事者携入中州，成罕物云。

酸，凉。无毒。主治：作汤食，止渴解醒，利膈。

茄

音伽。颂曰：按段成式云：茄（音加）乃莲茎之名。今呼茄菜，其音若伽，未知所自也。杜宝[③]《拾遗录》云：隋炀帝改茄曰昆仑紫瓜。又王隐君《养生主论》治疟方用

---

① 顾玠：明代学者，著有《海槎录》。

② 槎（chá 茶）：木筏。

③ 杜宝：唐代学者，著有《大业杂记》《拾遗录》等。

干茄，讳名草鳖甲。盖以鳖甲能治寒热，茄亦能治寒热故尔。刘恂[①]《岭表录》云：交岭茄树，经冬不凋，有二三年渐成大树者，其实如瓜也。茄叶摘布路上，以灰围之，则子必繁，谓之嫁茄。

茄子[②]

甘，寒。无毒。

志曰：凡久冷人不可多食，损人动气，发疮及痼疾。李鹏飞曰：秋后食，多损目。时珍曰：按《生生编》云：茄性寒利，多食必腹痛下利，女人能伤子宫也。

附方

磕扑青肿：老黄茄极大者，切片如一指厚，新瓦焙研为末，欲卧时温酒调服二钱匕[③]，一夜[④]消尽，无痕迹也。

热毒疮肿：生茄子一枚，割去二分，去瓤二分，似罐子形，合于疮上即消也。如已出脓，再用取瘥。

牙痛：用秋茄花干之，旋烧研涂痛处，立止。

血淋疼痛：茄叶熏干为末，每服二钱，温酒或盐汤下。隔年者尤佳。

肠风下血：方同上，米饮下。

---

① 刘恂：唐代学者，所作《岭表录》，又称《岭表录异》，为唐岭南风土地理志。“恂”原讹作“珣”。

② 茄子：原脱，据《本草纲目》金陵本卷二十八“茄”条补。

③ 匕：原脱，据《本草纲目》金陵本卷二十八“茄”条补。

④ 夜：原作“辰”，今据《重修政和本草》卷二十九“茄子”条附方改。

久痢不止：茄根烧灰、石榴皮等分为末，以砂糖水服之。

壶　卢

一名瓠瓜，一名匏[①]瓜。孙愐《唐韵》云：瓠音壶，又音护。瓠𤬏，瓢也。陶隐居《本草》作瓠𤬁，云是瓠类也。许慎《说文》云：瓠，匏也。又云：瓢，瓠也。匏，大腹瓠也。陆机《诗疏》云：壶，瓠也。又云：匏，瓠也。庄子云[②]：有五石之瓠。诸书所言，其字皆当与壶同音。而后世[③]以长如越瓜，首尾如一者为瓠（音护）。

壶瓠[④]

甘，平，滑。无毒。主治：利水道，除烦，治心热，利小肠，润心肺，治石淋。

恭曰：甘[⑤]冷。多食令人吐利。扁鹊曰：患脚气虚胀冷气者食之，永不除也。

叶

甘，平。无毒。主治：为茹耐饥。

---

① 匏（páo 咆）：草本植物，果实比葫芦大，对半剖开可做水瓢。

② 又云……云：原文漫漶，据《本草纲目》金陵本卷二十八“壶卢”条补入。

③ 皆当与壶同音而后世：原文漫漶，据《本草纲目》金陵本卷二十八“壶卢”条补入。

④ 壶瓠：原脱，据《本草纲目》金陵本卷二十八“壶卢”条补。

⑤ 甘：此上原衍“瓠”字，据《本草纲目》金陵本卷二十八“壶卢”条删。

冬　瓜

白冬瓜[①]

甘，微寒。无毒。主治：小腹水胀，利小便，止渴。

震亨曰：冬瓜性走而急。寇氏谓其分散热毒气，盖亦取其走而性急。久病者、阴虚者忌之。孙真人言：九月勿食，令人反胃。须被霜食之乃佳。热者食之良，冷者食之瘦人。

附方

发背欲死：冬瓜截去头，合疮上，瓜烂，截去更合之，瓜未尽，疮已小敛矣，乃用膏贴之。

痔疮肿痛：冬瓜煎汤洗之。

面黑令白：冬瓜一个，竹刀去皮切片，酒一升半，水一升，煮烂滤去滓，熬成膏，瓶收，每夜涂之。

积热泻痢：冬瓜叶嫩心，拖面煎饼食之。

瓜练

瓤也。甘，平。无毒。主治：绞汁服，止烦躁热渴，利小肠，治五淋，压丹石毒。洗面澡身，去鼾黵，令人悦泽白皙。

瓜子

《别录》曰：冬瓜仁也，八月采之。《岁时记[②]》云：

---

① 白冬瓜：原脱，据《本草纲目》金陵本卷二十八“冬瓜”条补。

② 记：原作“纪”，与《本草纲目》江西本卷二十八“冬瓜”条同。《重修政和本草》卷二十七“白瓜子”条、《本草纲目》卷一引据古今经史百家书目及《本草纲目》金陵本卷二十八“冬瓜”条俱作“记”，据此改。

七月，采瓜犀[①]以为面脂。即瓜瓣也。亦堪作澡豆。

南瓜

甘，温。无毒。

时珍曰：多食发脚气、黄疸。不可同羊肉食，令人气壅。

菜瓜

一名越瓜。

甘，寒。无毒。

诜曰：生食多冷中动气，令人心痛，脐下癥结，发诸疮。又令人虚弱不能行，不益小儿。天行病后不可食。又不得与牛乳酪及鲊同食。时珍曰：按萧了真云：菜瓜能暗人耳目，观驴马食之即眼烂，可知矣。

黄瓜

一名胡瓜。藏器曰：北人避石勒讳，改呼黄瓜，至今因之。时珍曰：张骞使西域得种，故名胡瓜。按杜宝《拾遗录》云：隋大业四年避讳，改胡瓜为黄瓜。与陈氏之说微异。今俗以《月令》“王瓜生”即此，误矣。王瓜，土瓜也。见草部。

甘，寒。有小毒。主治：清热解渴，利水道。

诜曰：不可多食，动寒热，多疟病，积瘀热，发疰气，令人虚热上逆少气，损阴血，发疮疥脚气，虚肿百病。天行

① 瓜犀：瓜中之子。

病后，不可食之。小儿切忌，滑中，生疳虫。不可多用醋。

丝　瓜

入药用老者。

甘，平。无毒。主治：煮食，除热利肠。老者烧存性服，去风化痰，凉血解毒，杀虫，通经络，行血脉，下乳汁，治大小便下血，痔漏崩中，黄积，疝痛卵肿，血气作痛，痈疽疮肿，齿䘌，痘疹胎毒。

附方

痘疮不快：枯者烧存性，入朱砂研末，蜜水调服，甚妙。

化痰止嗽：丝瓜烧存性为末，枣肉和，丸弹子大，每服一丸，温酒化下。

风虫牙痛：经霜干丝瓜烧存性为末，擦之。

风气牙痛，百药不效者用此，大能去风，惟蛀牙不效：用生丝瓜一个，擦盐，火烧存性，研末频擦，涎尽即愈。腮肿，以水调贴之。马敏叔云：此乃严月轩家传屡效之方，一试即便可睡也。

牙宣露痛：用丝瓜藤阴干，临时火煅存性，研搽即止，最妙。

又方：用丝瓜藤一握，川椒一撮，灯心一把，水煎浓汁，漱吐，其痛立住，如神。

腰痛不止：丝瓜根烧存性，为末，每温酒服二钱，神效甚捷。

苦瓜

一名锦荔枝，又名癞葡[1]萄。

苦，寒。无毒。主治：除邪热，解劳乏，清心明目。

子

苦、甘。无毒。主治：益气壮阳。

紫菜

一名紫萮 音软。

甘，寒。无毒。主治：热气烦塞咽喉，煮汁饮之。病瘿瘤脚气者，宜食之。

藏器曰：多食令人腹痛发气，吐白沫。饮热醋少许，即消。

鹿角菜

甘，大寒，滑。无毒。

诜曰：微毒。丈夫不可久食，发痼疾，损腰肾、经络、血气，令人脚冷痹，少颜色。

龙须菜

甘，寒。无毒。主治：瘿结热气，利小便。

睡菜

一名瞑菜 瞑音眠，绰菜，一名醉草，一名懒妇葴。按：嵇含《南方草木状》云：绰菜夏生池沼间，叶类慈菇，根

---

① 葡：原作"卜"，据《本草纲目》金陵本卷二十八"苦瓜"条改。

如藕条，南海人食之，令人思睡，呼为瞑菜。段公路[①]《北户录》云：睡菜五六月生田塘中，土人采根为盐菹，食之好睡。郭宪《洞冥记》有却睡草，食之令人不睡，与此相反也。

芝

芝本作“之”，篆文象草生地上之形。后人借“之”字为语辞，遂加草以别之也。《尔雅》云：茵[②]，芝也。注云：一岁三华，瑞草。或曰生于刚处曰菌，生于柔处曰芝。青芝生秦山，赤芝生霍山，黄芝生嵩山，白芝生华山，黑芝生常山，紫芝生高夏山谷。六芝皆六月、八月[③]采。《神农经》云：山川云雨、四时五行、阴阳昼夜之精，以生五色神芝，为圣王休祥[④]。《瑞应图》云：芝草常以六月生，春青夏紫，秋白冬黑。葛洪《抱朴子》云：芝有石芝、木芝、草芝[⑤]、肉芝、菌芝，凡数百种也。石芝石象，生于海隅[⑥]石山岛屿之涯。肉芝状如肉，附于大石，头尾具有，乃生物也。赤者如珊瑚，白者如截肪[⑦]，黑者如泽漆，青者如翠羽，黄者如紫金，皆光明洞彻如坚冰也。大

---

① 段公路：唐人，所著《北户录》，为岭南风土志。

② 茵（xiú）：菌类植物的一种。一说为“菌”的讹字。

③ 月：原作“日”，据《重修政和本草》卷六“紫芝”条、《本草纲目》金陵本卷二十八“芝”条改。

④ 休祥：吉祥。

⑤ 草芝：原脱，今据《抱朴子·仙药篇》补。

⑥ 隅：原作“禹”，今据《抱朴子·仙药篇》改。

⑦ 截肪：切开的脂肪。喻颜色和质地白润。

者十余斤，小者三四斤。凡求芝草，入名山，必以三月、九月，乃山开出神药之月[①]，必以天辅时，出三奇吉门，到山须六阴之日，明堂之时，带灵宝符[②]，牵白犬，抱白鸡，包白盐一斗及开山符檄[③]，着大石上，执吴唐草一把入山，山神喜，必得见芝。须禹步[④]往采。以王相[⑤]专和、支干相生之日，刻以骨刀，阴干为末服，乃有功效。若人不至精[⑥]久斋，行秽德薄，又不晓入山之术，虽得其图，鬼神不以与，人终不可得见也。龙仙芝，似升龍相负之形。凤凰芝，生名山金玉间，服食一年，与凤凰俱也。曰燕胎芝，形如葵，紫色，有燕象。

青芝一名龙芝，生秦[⑦]山。

赤芝一名丹芝，生霍山。

黄芝一名金芝，生嵩山。

---

① 乃山开出神药之月：原作“乃山□□□药之月”，据《本草纲目》金陵本卷二十八“芝”条补入。

② 必以天辅时……带灵宝符：天，原作“三”，据《抱朴子·仙药篇》改。“天辅时”下漫漶，据《本草纲目》金陵本卷二十八“芝”条补入。

③ 符檄：官符移檄等文书的统称。此指驱鬼召神的神秘文书。

④ 禹步：巫师、道士作法的步法。相传源自夏禹，夏禹治水积劳成疾，生偏枯之疾，走步跛行，人称禹步，而俗巫多效之。

⑤ 王（wàng 旺）相：阴阳家以王（旺盛）、相（强壮）、胎（孕育）、没（没落）、死（死亡）、囚（禁锢）、废（废弃）、休（休退）八字与五行、四时、八卦等递相配搭，以表示事物的消长更迭。五行用事者为王，王所生为相，表示物得其时。

⑥ 至精：此言君子之行也。《汉书·律历志上》：“铜为物之至精，不为燥湿寒暑变其节，不为风雨暴露改其形，介然有常，有似于士君子之行。”

⑦ 秦：原作“奏”，据本书上文改。与《本草纲目》金陵本卷二十八“芝”条合。

白芝一名玉芝，一名素芝，生华山。

黑芝一名玄芝，生常山。

紫芝一名木芝，生高夏山谷。

段成式《酉阳杂俎》云：屋柱无故生芝者：白主丧，赤主血，黑主贼，黄主喜，形如人面者亡财，如牛马者远役，如龟蛇者蚕耗。时珍尝疑：芝乃腐朽余气所生，正如人生瘤赘，而古今皆以为瑞草，又云服食可仙，诚为迂谬。近读成式之言，始知先得我所欲言，其揆[1]一也。又方士以木积湿处，用药傅之，即生五色芝。嘉靖中王金尝生以献[2]世宗。此昔人所未言者，不可不知。

木耳

一名木檽 音软，木菌 音窘，木坳，一名树鸡，一名木蛾。

甘，平。有小毒。

时珍曰：按《生生编》云：柳蛾补胃，木耳[3]衰精。言老柳之蛾能补胃理气。木耳乃朽木所生，得一阴之气，故有衰精冷肾之害也。

附方

患痔，诸药不效：用木耳煮羹食之而愈，极验。

---

① 揆：揣度，想法。

② 献：此下原作一空格。

③ 耳：原作“儿”，据《本草纲目》金陵本卷二十八“木耳”条改，下同。

新久泄痢：干木耳一两炒，鹿角胶二钱半炒，为末，每服三钱，温酒调下，日二。

血痢下血：木耳炒研五钱，酒服即可。亦用井花水服。或以水煮盐、醋食之，以汁送下。

一切牙痛：木耳、荆芥等分，煎汤频漱。

桑耳

一名桑臣。

甘，平。有毒。主治①：利五脏，宣肠②胃气，排③毒气。压丹石人热发，和葱、豉作羹食。

香蕈

颖曰：香蕈生深山烂枫木上。小于菌而薄黄黑，色④味甚香美，最为佳品。时珍曰：蕈品不一，宋人陈仁玉著《菌谱》甚详，今录其略于此，云：芝、菌，皆气茁⑤也。自商山茹芝⑥，而五台天花，亦甲群汇。仙居介乎天台、括苍之间，丛山入天，仙灵所宫，爰⑦产异菌。林居岩栖

---

① 主治：原脱，按本书体例补。
② 肠：原作"畅"，据《本草纲目》金陵本卷二十八"木耳"条改。
③ 排：《重修政和本草》卷十三"桑根白皮"条作"拥"。
④ 色：原作"山"，据《本草纲目》金陵本卷二十八"香蕈"条改。
⑤ 茁：出，生出。《广雅·释诂一》："茁，出也。"
⑥ 芝：原作"之"，据《本草纲目》金陵本卷二十八"香蕈"条改。
⑦ 爰：语气助词。

者，左右芼[1]之，乃藜苋[2]之至腴，近或以羞王公，登玉食矣[3]。

甘，平。无毒。

天花蕈

甘，平。无毒。主治：益气，杀虫。

时珍曰：按《正要》云：有毒。

蘑菰蕈

甘，寒。无毒。主治：益肠胃，化痰理气。

《正要》曰：有毒。动气发病，不可多食。

鸡　纵

一名鸡菌。时珍曰：南人谓为鸡纵，皆言其味似之也。出云南，生沙地间丁蕈也。高脚伞头，土人采烘寄[4]远，以充方物[5]，点茶、烹肉皆宜，气味皆似香蕈，而不及其风韵也。又广西横州出雷菌，遇雷过即生，须疾采之，稍迟则腐或老，故名，作羹甚美，亦如鸡纵之属。此数种其价并珍。

甘，平。无毒。主治：益胃清神，治痔。

---

① 芼（mào 冒）：择取。

② 藜苋：藜和苋，泛指贫者所食之粗劣菜蔬。

③ 羞王公登玉食矣：此处犹言进献给君王的美食。羞，进献食物；登，进献；玉食，美食。

④ 寄：原字缺损，《本草纲目》金陵本卷二十八“鸡纵”条作“寄”。

⑤ 方物：本地产物；土产。

石 耳

一名灵芝。瑞曰：石耳生天台、四明、河南、宣州、黄山、巴西边徼①诸山石崖上，远望如烟。时珍曰：庐山亦多，状如地耳。山僧采曝馈②远。洗去沙土，作茹胜于木耳，佳品也。

甘，平。无毒。主治：久食益色，至老不改，令人不饥，大小便少，明目益精。颖曰：冷。段成式曰：热。

荆 芥

一名姜芥，一名假苏。处处有之，初生作菜，生熟皆可食，气味辛香，如苏、如姜、如芥也。时珍曰：荆芥原是野生，今为世用，遂多栽莳。二月布子生苗，炒食辛香，方茎细叶，似独帚叶而狭小，淡黄绿色，八月开小花，作穗成房，房如紫苏房，内有细子如葶苈子状，黄赤色③，连穗收采用之。

茎穗

辛，温。无毒。主治：寒热，恶风贼风④，口面㖞斜，

---

① 边徼（jiào 叫）：边境。

② 馈：通“馈”。

③ 赤色：原作“色赤”，据《本草纲目》金陵本卷十四“假苏”条乙正。

④ 贼风：泛指四时不正之气。因其乘虚而入，具有贼害性质，使人致病，故名。

遍身瘴[①]痹。筋骨烦疼及阴阳毒[②]，伤寒头痛，头旋目眩，手足筋急，心虚忘事，益力添精，辟邪毒气，通利血脉，传送五脏不足气，助脾胃，破结[③]聚气，下瘀血，除湿疸[④]，散风热，清头目，利咽喉，消疮肿，治项强，目中黑花及鼠瘘[⑤]瘰疬生疮，阴癞[⑥]，吐血衄血，下血血痢，治妇人血风，崩中痔漏。

作菜食久，动渴疾，熏人五脏神。反驴肉。凡服荆芥药者，忌食无鳞鱼、蟹[⑦]。

附方

头项风强：八月后，取荆芥穗作枕及铺床下，立春日去之。

中风口噤：荆芥穗为末，酒服二钱，立愈，名荆芥散。贾似道云：此方出《曾公谈录》，前后用之甚验。其子名顺者，病此已革[⑧]，服之立定，真再生丹也。

产后中风，华佗愈风散，治妇人产后中风口噤，手足

---

① 瘴（qún 群）痹：手足麻痹。

② 阴阳毒：病名。阳毒以面赤斑斑如锦纹、咽喉痛、吐脓血为主症，多因热壅于上；阴毒乃邪阻经脉，以面目青、身痛如被杖、咽喉痛为主症。病情均属危重。

③ 结：原脱，据《本草纲目》金陵本卷十四“假苏”条补。

④ 疸：《重修政和本草》卷二十八“假苏”条作“痹”。

⑤ 鼠瘘：病名。颈、腋部生核，日久破溃流脓血，或伴有恶寒发热的漏症。

⑥ 阴癞（tuí 颓）：疝气。

⑦ 无鳞鱼、蟹：原作“一切鱼蟹”，《本草纲目》金陵本卷十四“假苏”条作“反无鳞鱼”，据此改。

⑧ 革（jí 及）：通“亟”。危急。

瘛疭[1]如角弓，或产后血晕，不省人事，四肢强直，或筑心眼倒[2]，吐泻欲死：用荆芥穗子，微炒[3]为末，每服二[4]钱。豆淋酒调服，或童子小便服之。口噤则挑[5]齿灌之，龈噤则灌入鼻中，其效如神。

口鼻出血，如涌泉，因酒色太过者：荆芥烧研，陈皮汤服二钱，不过二服也。

瘰疬溃烂，疬疮牵至胸前两腋，块如茄子大，或牵至两肩上，四五年不能疗者，皆治之，其效如神，武进县朱守仁传，云其项不能回头，用此数日减可：如疮烂破者，用荆[6]芥根下一段剪碎，煎沸汤温洗良久，看烂破处紫黑，以针一刺去血，再洗三四次愈。用樟脑、雄黄等分，为末，麻油调，扫上出[7]水。次日再洗再扫，以愈为度。

小儿脐肿：荆芥煎汤洗净，以煨葱刮薄出火毒，贴之即消。

紫　苏

一名赤苏。时珍曰：紫苏者，以别白苏也。处处有

---

① 瘛疭（chìzòng 赤纵）：泛指手足痉挛。

② 筑心眼倒：原作“心眼倒筑”，据《重修政和本草》卷二十八“假苏”条改。筑心：心悸、心跳急速。眼倒：眼晕。

③ 炒：《本草纲目》金陵本卷十四“假苏”条作“焙”。

④ 二：原讹作“三”，据《重修政和本草》卷二十八“假苏”条改。

⑤ 挑：原讹作“桃”。

⑥ 荆：原讹作“别”，据《本草纲目》金陵本卷十四“假苏”条改。

⑦ 出：原讹作“去”，据《本草纲目》金陵本卷十四“假苏”条附方改。

之，以二三月下种，或宿[1]子在地自生。其茎方，其叶团而有尖，四围有钜[2]齿，面背皆紫者佳。嫩时采叶，和蔬茹之，或盐及梅卤作菹食甚香，夏月作熟汤饮之。

茎叶

辛，温。无毒。主治：补中益气，通心经，益脾胃，治心腹胀满，止霍乱转筋，开胃下食，止脚气，通大小肠，除寒热，一切冷气，解肌发表，散风寒，行气宽中，消痰利肺，和血温中止痛，定喘安胎，煮饮尤胜，与橘皮相宜，下气，除寒中。以叶生食作羹，杀一切鱼蟹肉毒。治蛇犬伤。

但气香而辛甘，能散气。脾胃寒人，多食恐致滑泻。同鲤鱼食，生毒疮。

附方

感寒上气：苏叶三两，橘皮四两，酒四升，煮一升半，分再服。

霍乱胀满，未得吐下：用生苏捣汁饮之，佳。干苏煮汁亦可。

诸失血病：紫苏不限多少，入大锅内，水煎令干，去滓熬膏，以炒熟赤豆为末，和丸梧子大，每酒下三五十丸，常服之。

攧[3]扑伤损：紫苏捣傅之，疮口自合。

---

① 宿：隔年生；多年生。

② 钜：同“巨”。《玉篇·金部》：“钜，大也。今作巨。”

③ 攧（diān 颠）：跌；摔。

伤损血出，不止：以陈紫苏叶蘸所出血挼烂傅之，血不作脓，且愈后无瘢，甚妙也。

刺儿菜

一名大蓟，一名小蓟[①]，一名青刺蓟。恭曰：大、小蓟叶[②]虽相似，功力有殊。大蓟生山谷，根疗痈肿；小蓟生平泽，不能消肿，而俱能破血。小蓟处处有之，俗名青刺蓟，二月生苗，二三寸时，并根作菜，茹食甚美，四月高尺余，多刺，心中出花，头如红蓝花而青紫色，四月采苗，九月采根，并阴干用。大蓟苗根[③]与此相似，但肥大，高三四尺，叶皱，小蓟叶不皱，以此为异，作菜虽有微芒，不害人。

大蓟根叶同

甘，温。无毒。主治：女子赤白沃[④]，安胎，止吐血鼻衄，令人肥健。

小蓟根苗同

甘，温。无毒。主治：热毒风[⑤]，并胸膈烦闷，开胃下食，退热，补虚损，养精保血，破宿血，生新血，暴下

---

① 蓟：原讹作“苏”，据下文改。

② 叶：原脱，据《本草纲目》金陵本卷十五“大蓟、小蓟”条补。

③ 根：此下衍“花”字，据《本草纲目》金陵本卷十五“大蓟、小蓟”条删。

④ 赤白沃：赤白带下。

⑤ 热毒风：病名。《圣济总录》卷十三：“热毒风之状，头面肿热，心神烦躁，眼目昏暗，时复语涩，痰粘口干，皮肤壮热，肢节疼痛是也。皆由脏腑虚弱，风邪因入，客于心胸，或服热药与饮酒过度，心肺壅滞，热积不散，故其证如此。”

血，血崩，金疮出血，呕血等，绞取汁温服。作煎和糖，合金疮，及蜘蛛蛇蝎毒，服之亦佳。苗：去烦热，生研汁服。作菜食，除风热。夏月热烦不止，捣汁半升服，立瘥。

附方

崩中下血：捣大蓟根，绞汁服半升，立瘥。

肠痈，腹脏瘀血，作晕扑损：用大蓟叶生研，酒并小便任服。

恶疮疥癣：用大蓟叶，同盐研罯之。

小便热淋：大蓟根捣汁服。

心热吐血，口干：用刺蓟叶及根捣①绞取汁，每顿服二小盏。

九窍出血：刺蓟捣汁，和酒服。干者为末，冷水服。

舌硬出血：方同上。

卒泻鲜血：小蓟叶捣汁，温服一升。

堕胎下血：小蓟根叶、益母草五两，水三大碗，煮汁一碗，再煎至一盏，分二服，一日服尽。

鼻塞不通：小蓟一把，水二升，煮取一升，分服。

婆婆奶②

即地黄苗。处处有之，其苗初生塌地，叶如山白菜而

① 根捣：原误作“捣根”，据文义乙正。
② 婆婆奶：原作“婆奶”，据本书卷之三目录改。

毛涩，菜[①]面深青色有皱文，又似小芥叶而颇厚，叶中撺[②]茎，上有细毛，其花似脂麻花而红紫色。其根长四五寸，细如手指，皮赤黄色，如羊蹄根及葫萝卜[③]根，曝干乃黑，生食作土气。其叶作菜，甚[④]益人，《礼记》云“羊苄[⑤]豕薇”，则自古已食之矣。

叶

主治：恶疮似癞，十年者，捣烂日涂，盐汤先洗。

时珍曰：按《抱朴子》云：韩子治用地黄苗喂五十岁老马，生三驹，又一百三十岁乃死也。张鷟[⑥]《朝野佥载》云：雉被鹰伤，衔地黄叶点之。

黄花菜

一名忘忧，一名疗愁，一名丹棘，一名鹿葱，一名宜男，一名萱草。时珍曰：“萱”本作“谖”。谖，忘也。《诗》云：焉得谖草？言树之背。谓忧思不能自遣，故欲

---

① 菜：《本草纲目》金陵本卷十六“地黄”条作“叶”。

② 撺（cuān 蹿）：长出；伸出。

③ 卜：原作“葡”，据文义改，与《本草纲目》金陵本卷十六“地黄”条合。

④ 甚：原字缺损，《本草纲目》金陵本卷十六“地黄”条作“甚”。

⑤ 苄（hù 护）：原作“羊”，据《本草纲目》金陵本卷十六“地黄”条改。苄，即地黄。《尔雅·释草》：“苄，地黄。”郭璞注：“一名地髓，江东呼苄。”

⑥ 张鷟：唐人，所著《朝野佥载》，记隋唐两代逸闻，间有志怪。“鷟”，原讹作“鹫”。

树此草，玩味以亡[1]忧也。吴人谓之疗愁。董子[2]云：欲忘人之忧，则赠之丹棘，一名忘忧故也。其嫩苗作菹食，形涎似葱[3]，而鹿食九种解毒之草，萱乃其一，故又名鹿葱。《周处风土记》云：怀妊妇人佩其花，则生男。故名宜男。萱宜下湿地，五月抽茎开花。肥土所生，则花厚色深，起重台[4]，开有数月；瘠土所生，则花薄而色淡，开亦不久。其花有红、黄、紫三色。今东[5]人采花跗[6]干而货之，名为黄花菜。其根与麦门冬相似。

苗花

甘，凉。无毒。主治：消食，利湿热。煮食，治小便赤涩，身体烦热，除酒疸。作菹，利胸膈，安五脏，令人好欢乐，无忧，轻身明目。

李九华《延寿书》云：嫩苗为蔬，食之动风，令人昏[7]。

根

主治：沙淋，下水气。酒疸黄色遍身者，捣汁服。吹

---

① 亡：《本草纲目》金陵本卷十六“萱草”条作“忘”。按：“亡”，通“忘”。

② 董子：此处指汉儒董仲舒，后同。

③ 形涎似葱：《本草纲目》金陵本卷十六“萱草”条作“气味如葱”。

④ 重台：复瓣的花。

⑤ 东：原脱，据《本草纲目》金陵本卷十六“萱草”条补。

⑥ 跗：同“柎”。花萼房。《正字通·足部》：“‘跗’，花下萼曰‘跗’。《正韵》或作‘柎’。”

⑦ 昏：《本草纲目》金陵本卷十六“萱草”条作“昏然如醉”。

乳、乳痈肿痛，擂酒服，以滓封之。

附方

大热衄血：萱草根研汁一大盏，和生姜汁半盏，细呷之。

小便不通：萱草根煎水频饮。

大便后血：萱草根和生姜，油炒，酒冲服。

扫帚苗

一名地肤，一名地葵，一名王篲①，一名王帚，一名扫帚，一名落帚，一名益明，一名千②心妓女。时珍曰：地肤，因其子形似也。地葵，因其苗味似也。妓女，因其枝繁而头多也。益明，因其子功能明目也。子落则老，茎可为帚，故有帚、篲诸名。其嫩苗可作蔬茹。其子宜入补药。

子

八月、十月采，阴干听用。

苦，寒。无毒。主治：膀胱热，利小便，补中益精气，去皮肤中热气，补气益力，使人润泽，久服耳目聪明，轻身耐老，散恶疮疝瘕，强阴，治客热，丹肿，阴卵癞疾，去热风，可作汤沐浴。与阳起石同服，主丈夫阴痿不起。

附方

风热赤目：地肤子焙一升，生地黄半斤，取汁和作饼，晒干研末，每服三钱，空心酒服。

---

① 篲（huì 会）：扫帚。

② 千：原作“子”，据《本草纲目》金陵本卷十六“地肤”条改。

雷头风[1]肿，不省人事：落帚子同生姜研烂，热冲酒服，取汗即愈。

疝气危急：地肤子即落帚子，炒香研末，每服一钱，酒下。

血痢不止：地肤子五两，地榆、黄芩各一两，为末，每服方寸匕，温水调下。

苗叶

苦，寒。无毒。主治：大肠泄泻，和气，涩肠胃，解恶疮毒。煎水日服，治手足烦疼，利小便诸淋。煎水洗目，去热暗雀盲涩痛。

附方

赤白痢：捣扫帚苗叶[2]汁服，烧灰亦善。

淋疾：用地肤草捣自然汁，服之即效。按虞抟《医学正传》云：抟兄年七十，秋间患淋，二十余日，百方不效，服此方遂愈。至贱之物，有回生之功如此。

小便不通：用地肤草一大把，水煎服。古方亦常用之。此物能益阴气，通小肠。

蓼

蓼有数种，青蓼[3]其叶有圆有尖，而圆者为胜。古人

---

① 雷头风：病名。多因风火挟痰引起。初患时头旋恶心呕吐，继之则憎寒壮热，状如伤寒，头目肿痛，不能忍耐，两耳若雷鸣，风动轰轰作声，故曰雷头风。

② 叶：原脱，据本书上文补。

③ 青蓼：原脱，据《本草纲目》金陵本卷十六“蓼”条补。

种蓼为蔬，收子入药。香蓼可为生菜，青蓼宜入药用，其叶相似而俱薄。平泽生者为良，余蓼无用。

子

辛，温。无毒。主治：明目温中，耐风寒，下水气，面浮肿，痈疡，归鼻，除肾气，止霍乱，治小儿头疮。

多食吐水，壅气损阳。

附方

小儿头疮：蓼子为末，蜜和鸡子白同涂之，虫出不作痕。

苗叶

与大麦面相宜。

辛，温。无毒。主治：归舌，除大小肠邪气，利[1]中益志。作生菜食，能入腰脚。煮汤捋脚，治霍乱转筋。煮汁日饮，治痃癖。干之酿酒，主风冷，大良。

黄帝云：食蓼过多，有毒，发心痛。和生鱼食，令人脱气，阴核痛求死。二月食蓼，伤人胃。扁鹊云：久食令人寒热，损髓减气少精。妇人月事来食蓼、蒜，喜为淋。

附方

恶犬咬伤：蓼叶捣泥傅之。

香　椿

《集韵》[2] 作櫄，《夏书》作杶，《左传》作橁。《庄

① 利：原字缺损，《本草纲目》金陵本卷十六“蓼”条作“利”。

② 集韵：宋人所编字书，分韵编排。

子》言“大椿以八千岁为春秋”是矣。其树皮细肌实色赤而香，其嫩叶香甘可茹，或晒或腌，俱堪食用。

椿芽多食动风，熏十二经脉、五脏六腑，令人神昏血气微。若和猪肉、热面频食则中满，盖壅经络也。

附方

脏毒下痢赤白：用香椿洗刮取皮，日干为末，饮下一钱，立效。

香　菜

一名罗勒。禹锡曰：北人避石勒讳，呼罗勒为兰香。时珍曰：按《邺中记》[1] 云：石虎讳言勒，改罗勒为香菜。今俗人呼为瞖子草，以其子治瞖也。处处有之，有三种：一种似紫苏叶；一种叶大，二十步内即闻香；一种堪作生菜。冬月用干者。子可安入目中去瞖，少顷湿胀，与物俱出也。须三月枣叶生时种之乃生，否则不生。常以鱼鯹[2]水、米泔水、泥沟水浇之，则香而茂。不宜粪水。《臞仙神隐书》[3] 言：园边水侧宜广种之，饥年亦可济用。其子大如蚤，褐色而不光，七月收之。弘景曰：术家取羊角、马蹄烧作灰，撒湿地遍踏之，即生罗勒。俗呼为西王母菜，食之益人。《饮膳[4]正要》云：与诸菜同食，味辛香能

---

① 邺中记：东晋陆翙（huì）所作，记后赵太祖石虎都邺（今河北临漳、河南安阳交界处）之事。

② 鯹（xīng 星）：鱼腥气。

③ 臞仙神隐书：明人朱权撰。权号臞仙，书有记农事。

④ 膳：原作“食”，据《本草纲目》金陵本卷二十六“罗勒”条改。

辟腥气。

辛，温。微毒。主治：调中消食，去恶气，消水气，宜生食。

不可多食，壅关节，涩营卫，令人血脉不行。又动风，发脚气。

子

时珍曰：按《普济方》云：昔庐州知录彭大辨在临安，暴得赤眼后生瞖。一僧用香菜子洗晒，每纳一粒入眦内，闭目少顷，连膜而出也。一方：为末点之。时珍常取子试之水中，盖此子得湿即胀，故能染惹[1]眵泪浮膜尔。然目中不可着一尘，而此子可纳三五颗亦不妨碍，盖一异也。

主治：目瞖及尘物入目，以三五颗安目中，少顷当湿胀，与物俱出。又主风赤眵泪。

附方

目昏浮翳：香菜子每用七个，睡时水煎服之，久久有效也。

---

① 染惹：沾染；牵扯。

卷之四

禽　部

鹅

一名家雁。白鹅及老鹅良。

肉

甘，平。无毒。主治：利五脏，解五脏热，服丹石人宜之。煮汁，止消渴。

性冷，多食令人霍乱，发痼疾。发风发疮[①]，莫此为甚，火熏者尤毒。苍鹅及嫩鹅有毒。

卵

甘，温。无毒。主治：补中益气。

多食发痼疾。

鸭

一名鹜音木，一名家凫。黄雌鸭为补最胜。白鸭肉[②]最良。老者亦良。

---

① 疮：此下衍“肿”字，据《本草纲目》金陵本卷四十七“鹅”条删。

② 肉：原脱，据《本草纲目》金陵本卷四十七“鹜”条补。

肉

甘，冷。微毒。主治：补虚，除客热，和脏腑，利[①]水道，解丹毒，止热痢，疗小儿惊痫，并用白鸭。

黑鸭肉[②]有毒，滑中，发冷利、脚气，不可食。目白者，杀人。肠风下血人不可食。尾臎[③]不可食。嫩者亦有毒。昔有人食鸭肉成癥，用秫米治之而愈。见秫米下。

血

白鸭者良，咸，冷。无毒。主治：解诸毒。热饮，解野葛毒，已死者，入咽即活。解中生金、生银、丹石、砒霜诸毒，射工毒。又治中恶及溺水死者，灌之即活。蚯蚓咬疮，涂之即愈。

附方

小儿白痢，似鱼冻者：白鸭杀取血，滚酒泡服，即止也。

卵 盐藏食之宜人。

甘、咸，微寒。无毒。主治：心腹胸膈热。

多食鲜鸭卵发冷气，令人气短背闷。小儿多食，脚软。生疮毒者食之，令恶肉突出。不可合鳖肉、李子食，害人。合椹食，令人生子不顺。

水鸭

一名野鸭，一名凫。东南江海湖泊中皆有之。陆机

---

① 利：原作“及”，据《重修政和本草》卷十九“鹜肪”条改。
② 肉：原脱，据《本草纲目》金陵本卷四十七“鹜”条补。
③ 臎（cuì 翠）：禽鸟尾部的肉。

《诗疏》云：状似鸭而小，杂青白色，背上有文，短喙长尾，卑脚[①]红掌，水鸟之谨愿[②]者，肥而耐寒。或云食用绿头者为上，尾尖者次之。并宜冬月取之，即中食，大益病人，全胜家者，虽寒不动气。

肉

甘，凉。无毒。主治：补中益气，平胃消食，除十二种虫。身上有诸小热疮，年久不愈者，但多食之，即瘥。

不可合胡桃、木耳、豆豉同食。

鸡

一名烛夜。时珍曰：鸡类甚多，五方所产，大小形色往往亦异。凡人家无故群鸡夜鸣者，谓之荒鸡，主不祥。若黄昏独啼者，主有天恩，谓之盗啼。老鸡能人言者，牝[③]鸡雄鸣者，雄鸡生卵者，并杀之即已。俚人畜鸡无雄，即以鸡卵告灶而伏出之。南人以鸡卵画[④]墨，煮熟验其黄，以卜凶吉，又以鸡骨占年。其鸣也知时刻，其栖也知阴晴。《太清外术》言：蓄蛊之家，鸡辄飞去。《万毕术》[⑤]言：其羽焚之，可以致风。《五行志》言：雄鸡毛烧[⑥]，着酒中饮之，

---

① 卑脚：谓短腿。
② 谨愿：老实。
③ 牝（pìn 聘）：雌性的。
④ 画：原讹作“尽”，据《本草纲目》金陵本卷四十八“鸡”条改。
⑤ 万毕术：即《淮南万毕术》，西汉刘安主持编撰，多记方术之事。
⑥ 烧：原脱，据《本草纲目》金陵本卷四十八“鸡”条补。

所求必得。古人言鸡能辟邪，则鸡亦灵禽也，不独充庖[1]而已。吴球[2]云：三年骟[3]鸡，常食治虚损，养血补气。

丹雄鸡

一名载丹，即朱鸡也。

肉

甘，微温。无毒。主治：补虚补肺，温中止血，女人崩中漏下赤白沃，通神，杀恶毒，辟不祥，能愈久伤乏，疮不瘥者。

附方

辟禳瘟疫：冬至日取赤雄鸡作腊，至立春日煮食至尽，勿分他人。

百虫入耳：鸡肉炙香，塞耳中引出。

白雄鸡

养三年，能为鬼神所使，可以辟邪。今术家祈禳皆用白鸡。

肉

酸，微温。无毒。主治：调中，下气，疗狂邪，安五脏，伤中消渴，利小便，去丹毒风。

附方

赤白痢下：白雄鸡一只，如常作臛及馄饨，空心食。

---

① 充庖：供作食用。

② 吴球：明代医家，著有《诸证辨疑》《活人心统》等。

③ 骟：动物去势。

乌雄鸡

肉

甘，微温。无毒。主治：补中止痛，止肚痛，心腹恶气，除风湿麻痹，诸虚羸，安胎，治折伤并痈疽。生捣，涂竹木刺入肉。

附方

补益虚弱：用乌雄鸡一只治净，五味煮极烂食，生即反损人。或五味淹炙食，亦良。

反胃吐食：用乌雄鸡一只，治如食法，入胡荽子半斤在腹内，烹食二只，愈。

老人中风，烦热语涩：每用乌雄鸡一只（切），葱白一握，煮臛，下麻汁、五味，空心食之。

脚气烦懑[1]：用乌雄鸡一只，治如食法，入米作羹食。

卒得咳嗽：乌雄鸡一只，治如食法，酒渍半日饮之。

肾虚耳聋：乌雄鸡一只治净，以无灰酒三升煮熟，乘热食。三五只效。

黑雌鸡

肉

甘、酸，温、平。无毒。主治：作羹食，治风寒湿痹，五缓六急。安心定志，除邪辟恶气，治血邪，破心中宿血。治反胃及腹痛，踒折骨痛。治痈疽，排脓补新血及

① 烦懑（mèn 闷）：烦闷。

治乳痈，安胎，产后虚羸，益色助气。

附方

虚损积劳，治男女因积虚或大病后，虚损沉困，酸疼盗汗，少气喘惙[①]，或小腹拘急，心悸胃弱，多卧少起，渐至瘦削，若年深，五脏气竭，则难治也：用乌雌鸡一只，治如食法，以生地黄一斤（切），饴糖一升，纳腹内缚定，铜器贮，于瓶中蒸五升米熟，取出，食肉饮汁，勿用盐，一月一作，神效。

黄雌鸡

肉

甘、酸、咸，平[②]。无毒。主治：伤中消渴，小便数而不禁，肠澼泄痢，补益五脏，续[③]绝伤，疗五劳，益气力，添髓补精，助阳气，暖小肠，止泄精，补水气，治冷气疾[④]著床者，渐渐食之，良。治产后虚羸，煮汁煎药服，佳。以光粉[⑤]、诸石末和饭饲鸡，煮食甚补益。

患骨热人勿食。

附方

下痢禁口：黄肥雌鸡一只，如常为臛，作湿馄饨，空心食之。

---

① 喘惙（chuì 吹）：呼吸急促。
② 平：原脱，据《本草纲目》金陵本卷四十八“鸡”条补。
③ 续：原脱，据《重修政和本草》卷十九“丹雄鸡”条补。
④ 疾：《重修政和本草》卷十九“丹雄鸡”条作“瘦”。
⑤ 光粉：“铅粉”之别称。

脾虚滑痢：用黄雌鸡一只炙，以盐、醋涂，煮熟食之。

脾胃弱乏，人痿黄瘦：黄雌鸡肉五两，白面七两，切肉作馄饨，下五味煮熟，空心食之，日一作，益颜色，补脏腑。

老人噎食，不通：黄雌鸡肉四两（切），茯苓二两，白面六两，作馄饨，入豉汁煮食，三五服效。

乌骨鸡

有白毛乌骨者，黑毛乌骨者，斑毛乌骨者，有骨肉俱乌者，肉白骨乌者。但观鸡舌黑者，则肉骨俱乌，入药更良。男用雌，女用雄。妇人方科有乌鸡丸，治妇人百病。

肉

甘，平。无毒。主治：补虚劳羸弱，治消渴，中恶鬼击心腹痛，益产妇，治女人崩中带下，一切虚损诸病，大人小儿下痢噤口，并煮食饮汁，亦可捣和丸药。

按《太平御览》云：夏侯弘行江陵，逢一大鬼引小鬼数百行。弘潜捉末后一小鬼问之，曰：此广州大杀也，持弓戟往荆、杨二州杀人。若中心腹者死，余处犹可救。弘曰：治之有方乎？曰：但杀白乌骨鸡薄[①]心即瘥。时荆、杨病心腹者甚众，弘用此治之，十愈八九。中恶用乌鸡，自弘始也。此说虽涉迂怪，然其方则神妙，谓非神传不可也。鬼击卒死，用其血涂心下，亦效。

① 薄：敷，涂敷，涂抹。

附方[1]

脾虚滑泄：乌骨母鸡一只治净，用豆蔻一两，草果二枚，烧存性，掺入鸡腹内，扎定煮熟，空心食之。

以上诸鸡肉，风病人勿食。鸡有五色者，玄鸡白首者，六指者，四距者，鸡死足不申[2]者，并不可食，害人。

阉鸡能啼[3]者有毒。四月勿食抱鸡[4]肉，令人作痈成漏，男女虚乏。鸡肉不可合葫、蒜、芥、李食，不可合犬肝、犬肾食，并令人泄痢。同兔食成痢，同鱼汁食成心瘕，同鲤鱼食成痈疖，同獭肉食成遁尸，同生葱食成虫痔，同糯米食生蛔虫。小儿五岁以下食鸡肉生蛔虫。

鸡子

即鸡卵也。黄雌者为上，乌雌者次之。《太平御览》云：正旦[5]吞乌鸡子一枚，可以练形。《岣嵝神书》[6] 云：八月晦日[7]夜半，面北吞乌鸡子一枚，有事可隐形。

甘，平。无毒。主治：除热火灼烂疮，镇心，安五脏，益气，止惊安胎，治妊娠天行热疾狂走，男子阴囊湿

---

① 附方：原二字模糊，据本书体例作“附方”。

② 申：伸展；舒展。后作“伸”。

③ 啼：原作“蹄”。据文义改，与《本草纲目》金陵本卷四十八“鸡”条合。

④ 抱鸡：此处指正孵化小鸡的母鸡。

⑤ 正旦：农历正月初一。

⑥ 岣（gǒu 狗）嵝神书：又名《升仙神术》，明人南宫从撰著，记治鬼捉怪之术。“岣”原讹作“峋”。

⑦ 晦日：农历每月的最后一日。

痒及开喉声失音。醋煮食之，治赤白久痢及产后虚痢。光粉同炒干，止疳痢及妇人阴疮。和豆淋酒服，治贼风麻痹。醋浸令坏，敷疵皯。作酒，止产后血运，暖水脏，缩小便，止耳鸣。和蜡炒，治耳鸣、聋及疳痢。以浊水煮一枚，连水服之，主产后痢。和蜡煎，止小儿痢。小儿发热，以白蜜一合，和三颗搅服，立瘥。

附方

心气作痛：鸡子一枚打破，醋二合调服。

咽塞鼻疮及干呕头痛，食不下：用鸡子一枚，开一窍，去黄留白，着米酢，煻火顿[1]沸，取下更顿，如此三次，乘热饮之，不过一二度即愈。

汤火烧灼：鸡子清和酒调洗，勤洗即易生肌。忌发物。或生傅之亦可。

一切热毒、丹肿、腮痛：用鸡子清和赤[2]小豆末涂之，神效。

小便不通：吞生鸡子黄，数次效。

小肠疝气：鸡子黄搅，温水服之。三服效。

汤火伤疮：熟鸡子十个，取黄炒取油，入腻粉[3]十文搅匀，扫上三五日永除瘢痕。

多食鸡子，令人腹中有声，动风气。和葱、蒜食之，

---

① 顿：用同“炖”。

② 赤：原脱，据《本草纲目》金陵本卷四十八“鸡”条补。

③ 腻粉：即“轻粉”，亦名“水银粉”“汞粉”。

气短。同韭子食，成风痛。共鳖肉食，损人。共獭肉食，成遁尸。同兔肉食，成泄痢。妊妇以鸡子、鲤鱼同食，令儿生疮；同糯米食，令儿生虫。小儿患痘疹，忌食鸡子，及闻煎食之气，令生翳膜。

鸡血

乌鸡、白鸡者良。

咸，平。无毒。主治：踒折骨痛，安神定志。

附方

筋骨折伤：急取雄鸡一只刺血，量患人酒量，或一碗，或半碗，和饮，痛立止，神验。

杂物眯目不出：以鸡肝血滴少许，即出。

缢死未绝：鸡血涂喉下。又方刺鸡冠血滴口中，即活。男用雌，女用雄。缢绳徐缓解之，慎勿割断。

鸡翮翎

白雄鸡者良。葛洪云：凡古井及五月井中有毒，不可辄入，即杀人。宜先以鸡毛试之，毛直下者无毒，回旋者有毒也。

鹑

大如鸡雏，头细而无尾，毛有斑点，甚肥。雄者足高，雌者足卑。其性醇，窜伏浅草，无常居而有常匹，随地而安，庄子所谓“圣人鹑居①”是矣。

---

① 鹑居：谓野居无常处。

肉

甘，平。无毒。主治：补五脏，益中续气，实筋骨，耐寒暑，消结热。和小豆、生[1]姜煮食，止泄痢。酥煎食，令人下焦肥。小儿患疳及下痢五色，旦旦食之，有效。

四月以前未堪食。不可合猪肝食，令人生黑子。合菌子食，令人发痔。

鸽

一曰鹁鸽，一曰飞奴。鸽性淫而易合，故名。鹁者，其声也。张九龄以鸽传书，目为飞奴。凡鸟皆雄乘雌，此独雌乘雄。亦与鸠为匹偶。惟白鸽入药。

白鸽肉

咸，平。无毒。主治：调精益气。解诸药毒及人、马久患疥，食之立愈。治恶疮，疥癣风疮[2]，白癜，疬疡风，炒熟酒服。

虽益人，食多恐减药力。

附方

预解痘毒：每至除夜[3]，以白鸽煮炙饲儿，仍以毛煎汤浴之，则出痘希[4]少。又方：用白鸽卵一对，入竹筒封，

---

① 生：原作“二”，据《本草纲目》金陵本卷四十八“鹁”条改。

② 疥癣风疮：原作“风癣疮”，据《本草纲目》金陵本卷四十八“鸽”条改。

③ 除夜：即除夕。又指冬至前一日之夜。

④ 希：稀疏。

置厕中，半月取出，以卵白和辰砂三钱，丸菉豆[1]大，令小儿每服三十丸，三豆饮下，毒从大小便出也，永不出痘，或出亦希。

雀

处处有之，其性最淫。俗呼老而斑者为麻雀，小而黄口者为黄雀。八九月群飞田间，体绝肥，背有脂如披绵，性味皆同，可以炙食，作鲊甚美。正月以前、十月以后，宜食之，取其阴阳静定未泄也，故卵亦取第一番者。

附方

补益老人，治老人脏腑虚损羸瘦，阳气乏弱：雀儿五只（如常治），粟米一合，葱白三茎，先炒雀熟，入酒一合，煮少时，入水二盏，下葱、米作粥食。

兽　部

李时珍曰：兽者四足而毛之总称，地产也。豢养者谓之畜，《素问》曰“五畜为益”是矣。周制：庖人[2]供六畜（马、牛、羊、鸡、犬、豕），六兽（麋、鹿、狼、麕[3]、兔、野豕也），辨其死、生、鲜、薨[4]之物。兽人[5]辨其名物，凡祭祀宾客，供其死兽生兽；皮毛筋骨，入于

---

① 菉（lù 录）豆：即“绿豆”。
② 庖人：《周礼》官名，掌供膳。
③ 麕（jūn 菌）：同“麇”。獐子。
④ 薨（kǎo 考）：干的、腌制的，亦指干的或腌制的食物。
⑤ 兽人：《周礼》官名，掌管狩猎和供献兽物。

玉府[①]。冥氏[②]攻猛兽，穴氏攻蛰兽[③]。呜呼！圣人之于养生事死、辨物用物之道，可谓慎且备矣。

豬

音猪。一名豕，一名彘。凡煮猪肉，得皂荚子、桑白皮、高良姜、黄蜡，不发风气；得旧篱篾，易熟也。

凡猪肉

苦，微寒。有小毒。主治：补肾气虚竭。

不可久[④]食。反乌梅、桔[⑤]梗、黄连、胡黄连，犯之令人泻痢；反苍耳[⑥]，令人动风。合生姜食，生面鼾发风；合荞麦食，落毛发，患风病；合葵菜食，少气；合百花菜、吴茱萸食，发痔疾；合胡荽食，烂人脐；合牛肉食，生虫；合羊肝、鸡子、鲫鱼、豆黄食，滞气；合龟、鳖肉食，伤人。

猳[⑦]猪头肉

有毒。有病人食之，生风发疾。

猪脑

甘，寒[⑧]。有毒。《礼记》云：食豚去脑。《孙真人食

---

① 玉府：泛指收藏宝物的府库。

② 冥氏：《周礼》官名，掌攻除猛兽。

③ 穴氏攻蛰兽：穴氏，《周礼》官名，掌攻蛰兽。蛰兽，藏在洞中过冬的兽类。

④ 久：原作“多”，据《本草纲目》金陵本卷五十“豕”条改。

⑤ 桔：原作“枯”，据《本草纲目》金陵本卷五十“豕”条改。

⑥ 耳：原讹作“儿”，据《本草纲目》金陵本卷五十“豕”条改。

⑦ 猳：原脱，据《本草纲目》金陵本卷五十“豕”条补。

⑧ 甘寒：原脱，据《本草纲目》金陵本卷五十“豕”条补。

忌》云：猪脑损男子阳道，酒后尤不可食。

猪血

能损阳也。同黄豆食，滞气。服地黄、何首乌诸补药者忌之。

心

多食，耗心气。不可合吴茱萸食。

肝

饵药人，不可食之。合鱼鲙[1]食，生痈疽。合鹌鹑食，生面皯。《延寿书》云：猪临杀，惊气入心，绝气归肝，多食必伤人。

脾

俗名联贴。

凡六畜脾，人一生莫食之。

肺

得大麻仁良。与白花菜合食，令人气滞发霍乱。

八月和饴食，至冬发疽。

肾

虽补肾，而久食令人少子，伤肾。冬月食，损人真气，兼发虚壅，肾，俗名腰子。

肚

甘，微温。无毒。主治：补中益气，主骨蒸热劳，血

---

① 鲙（kuài 快）：鱼肉细切作的肴馔。

脉不行，补羸助气，四季宜食。

附方

补益虚羸：用猪肚一具，入人参五两，蜀椒一两，干姜一两半，葱白七个[①]，粳米半升在内，密缝，煮熟食。

上气咳嗽：猪肪四两，煮百沸以来[②]，切，和酱、醋食之。肪即脂凝者。

痘疮黑陷：腊月收豮[③]猪心血，瓶干之。每用一钱，入龙脑少许，研匀，酒服，须臾红活，神效。无干血，用生血。

肺虚咳嗽：用猪肺一具，竹刀切片，麻油炒熟，同粥食。

肺虚嗽血：煮猪肺蘸薏苡仁末食之。

急心疼痛：用猪心一枚，每岁入胡椒一粒，同盐、酒煮食。

久泄不止：猪腰子一个批开，掺骨碎补末，煨熟食之，神效。

小便不通：猪胆一枚，热酒和服。又方，猪胆连汁，笼住阴头，一二时汁自通。

狗

一名犬。狗类甚多，其用有三：田犬长喙善猎，吠犬

① 个：与《本草纲目》江西本卷五十“豕”条同。金陵本误作“丬”。
② 以来：犹言上下、左右，表示概数、有余。
③ 豮：原作“公”，义同。据《本草纲目》金陵本卷五十“豕”条改。

短喙善守，食犬体肥供馔。凡本草所用，皆食犬也。

犬以三月而生，在畜属木，在卦属艮，在禽应娄星。豺见之跪，虎食之醉，犬食番木鳖则死，物性制伏如此。又辽东有鹰背狗，乃鹰产三卵，一鹰一鹏一犬也。以禽乳兽，古所未闻。详见鹏①条。又有老木之精，状如黑狗而无尾，名曰彭侯，可以烹食。无情化有情，精灵之变也。白犬、黑犬入药。黄犬大补虚劳，牡②者尤胜。凡食犬不可去血，则力少不益人。

肉

咸、酸，温。无毒。主治：安五脏，补绝伤，轻身益气。宜肾。补胃气，壮阳道，暖腰膝，益气力。补五劳七伤，益阳事，补血脉，厚肠胃，实下焦，填精髓，和五味煮，空心食之。

反商陆，畏杏仁。同蒜食，损人。同菱食，生癫。瘦犬有病，猘犬发狂，自死犬有毒，悬蹄犬伤人，赤股而躁者气臊，犬目赤者，并不可食。白犬肉合海鲉食，必得恶病。妊妇食犬肉，令子无声。热病后食之，杀人。服食人忌食。道家以犬为地厌③，不食之。九月食犬，伤神。鲉，小鱼也。

附方

痔漏有虫：用熟犬肉蘸蓝汁，空心食，七日效。

---

① 鹏：原作“鹰”，同《本草纲目》。然鹰背狗见《本草纲目》卷四十九“鹏”条引刘郁《西使记》，不在“鹰”条，《本草纲目》误。据此改。

② 牡：雄性的。

③ 地厌：犬。古代术家以犬为地厌，谓能禳辟一切邪魅妖术。

断酒：白犬乳，酒服。

反胃吐食，不拘丈夫妇人老少，远年近日：用五灵脂末，黄狗胆汁和丸龙眼大，每服一丸，好酒半盏磨化服。不过三服，即效。

羊

董子云：羊，祥也。故吉礼用之。牡羊曰羖，曰羝；牝羊曰羚，曰牂音臧。白曰羒，黑曰羭。多毛曰羖䍽，胡羊曰羦羺。无角曰羶，曰羘。去势曰羯。《别录》曰：羖羊生河西。弘景曰：羊有三四种。入药以青色羖羊为胜，次则乌羊。其羦羺羊及虏中无角羊，止可啖食，为药不及都下者，然其乳、髓则肥好也。李杲曰：羊肉有形之物，能补有形肌肉之气。故曰补可去弱，人参、羊肉之属。人参补气，羊肉补形。凡味同羊肉者，皆补血虚，盖阳生则阴长也。同杏仁煮，羊肉则易糜。

肉

苦、甘，大热。无毒。主治：缓①中，字乳余疾②及头脑大风汗出，虚劳寒冷，补中益气，开胃健力，安心止惊，止痛，治风眩，瘦病，丈夫五劳七伤，小儿惊痫，利产妇。

热病及天行病、疟疾病后食之，必发热致危。妊妇食之，令子多热。白羊黑头、黑羊白头、独角者，并有毒，

① 缓：原作“暖”，据《重修政和本草》卷十七“羖羊角”条改。
② 字乳余疾：字乳，生育。字乳余疾，泛指与产后有关的疾患。

食之生痈。反半夏、菖蒲。同荞面、豆酱食，发痼疾。同醋食，伤人心。铜器煮食，男子损阳，女子暴下。物性之异如此，不可不知。中羊肉毒者，饮甘草汤则解。

附方

羊肉汤，张仲景治寒劳虚羸及产后心腹疝痛：用肥羊肉一斤，水一斗，煮汁八升，入当归五两，黄芪八两，生姜六两，煮取二升，分四服。《胡洽方》无黄芪，《千金方》有芍药。

壮阳益肾：用白羊肉半斤切生，以蒜、薤食之，三日一度，甚妙。

五劳七伤，虚冷：用肥羊肉一腿，密盖煮烂，绞取汁服，并食肉。

骨蒸久冷：羊肉一斤，山药一斤，各烂煮研如泥，下米煮粥食之。

壮胃健脾：羊肉三斤切，梁[①]米二升同煮，下五味作粥食。

老人膈痞，不下饮食：用羊肉四两（切），白面六两，橘皮末一分，姜汁搜[②]如常法，入五味作臛食，每日一次，大效。

消渴利水：羊肉一脚，瓠子六枚，姜汁半合，白面二

---

① 梁：《本草纲目》金陵本卷五十“羊”条作“粱”。按：梁，通“粱”。

② 搜（shǎo 少）：搅和，拌和。

两，同盐、葱炒食。

头蹄肉

白羊者良。热病后宜食。

甘，平。无毒。性极补水。主治：风眩瘦疾，脑热头眩，安心止惊，缓中止汗补胃，治丈夫五劳骨热，疗肾虚精竭。

性极[①]补水，水肿人食之，百不一愈。冷病人勿多食。

血

白羊者良。

咸，平。无毒。主治：卒惊九窍出血。女人血虚中风及产后血闷，血攻[②]欲绝者，热饮一升即活。下胎衣，又解一切丹石毒发。

勿久食。凡服丹石，地黄、何首乌诸补药者，亦忌之。

附方

衄血一月，不止：刺羊血热饮，即瘥。

大便下血：羊血煮熟，拌醋食，最效。

妊娠胎死不出及胞衣不下，产后诸疾狼狈者：刺羊血热饮一小盏，极效。

乳

白羖者佳。

---

① 极：原讹作“虽”，据《本草纲目》金陵本卷五十“羊”条改。
② 攻：原讹作“收”，据《本草纲目》金陵本卷五十“羊”条改。

甘，温。无毒。主治：补寒冷虚乏，润心肺，治消渴，干呕及反胃，疗虚劳，益精气，补肺肾气，和[1]小肠气，利大肠及男女中风。主心卒痛，可温服之。小儿口疮，令含之。舌肿，时时温饮之。又解蜘蛛咬毒。丹溪言：反胃人宜时时饮之，取其开胃脘、大肠之燥也。

附方

蚰蜒入耳：羊乳[2]灌之即化成水。

肺痿骨蒸：炼羊脂、炼羊髓各五两煎沸[3]，下炼蜜[4]及生地黄汁各五合，生姜汁一合，不住手搅，微火熬成膏，每日空心温酒调服一匙，或入粥食。

渴利不止：羊肺一具，入少肉和盐、豉作羹食，不过三具愈。羊肺自三月至五月，其中有虫，状如马尾，长二三寸，须去之，不去令人痢下。

大便秘塞：羊胆汁灌入即通。

老人胃弱：羊脊骨一具槌碎，水五升，煎取汁二升，入青粱米四合，煮粥常食。

误吞铜钱：羊胫骨烧灰，以煮稀粥食，神效。

尘物入目：熟嚼羊筋纳眦中，仰卧即出。

---

① 和：原讹作“如”，据《重修政和本草》卷十六“羊乳”条改。
② 乳：原讹作“肉”，据《本草纲目》金陵本卷五十“羊”条改。
③ 沸：原讹作“服”，据《本草纲目》金陵本卷五十“羊”条改。
④ 蜜：原作“密”，据《本草纲目》金陵本卷五十“羊”条改。

羊肚

和饭饮久食，人①多唾清水，成反胃，作噎病②。

羊肝

合猪肉及梅子、小豆食，伤人心。合生椒食，伤人五脏，最损小儿。合苦笋食，病青盲。妊③妇食之，令子多厄。

羊心

有孔者杀人。

牛

牛之牡者曰牯，曰特，曰犅，曰犒；牝者曰㸰，曰牸。南牛曰㹀，北牛曰𤛓。纯色曰牺，黑曰犏，白曰㹃，赤曰𤛇，驳曰犁。去势曰犍，又曰犗。无角曰犐④。子曰犊，生二岁曰𤘦，三岁曰犙，四岁曰牭，五岁曰㸺，六岁曰犕。时珍曰：韩悫言：牛肉补气，与芪同功。观丹溪朱氏“倒仓法论”而引申触类，则牛之补土⑤，可心解矣。今天下日用之物，虽严法不能禁，亦因肉甘而补，皮角有用也。《食经》云：煮牛肉，入杏仁、芦叶易烂，相宜。

黄牛肉

甘，温。无毒。主治：安中益气，养脾胃，补益腰

---

① 人：《本草纲目》金陵本卷五十“羊”条作“令人”。

② 作噎病：以下有小字“以下三条宜写羊肉禁忌后”，与文义不合，今删去。

③ 妊：原作“任”，据《本草纲目》金陵本卷五十“羊”条改。

④ 犐（kē 颗）：牛无角。原讹作“牛”，据《玉篇·牛部》改。

⑤ 土：原作“士”，据《本草纲目》金陵本卷五十“牛”条改。

脚，止消渴及唾涎。

《食经》云：牛自死、白首者食之杀人。疥牛食之发痒。黄牛肉、水牛肉，合猪肉及黍米酒食，并生寸白虫；合韭、薤食，令人热病；合生姜食，损齿。独肝者有大毒，令人痢血至死。牛蹄中巨筋，多食令人生肉刺，患冷人勿食。

乳

藏器曰：黑牛乳胜黄牛。凡服乳，必煮一二沸，停冷啜之。震亨曰：反胃噎膈，大便燥结，宜牛、羊乳时时咽之，并服四物汤为上策。不可用人乳，人乳有饮食之毒，七情之火也。

甘，微寒。无毒。主治：补虚羸，养心肺，止渴，解热毒，润皮肤、大肠，治反胃热哕[1]，补益劳损，治气痢，除疸黄，老人煮粥甚宜，煮食有益，冷补，下热气。和蒜煎沸食，去冷气痃癖。入姜、葱，止小儿吐乳，补劳。

热食即壅。不欲顿服[2]。与酸物相反，令人腹中癥结。患冷气人忌之。合生鱼食，作瘕。

附方

下虚消渴，心脾中热，下焦虚冷，小便多者：牛羊乳，每饮三四合。

病后虚弱：取七岁以下、五岁以上黄牛乳一升，水四

---

① 哕（yuě）：呕吐。

② 顿服：谓一次性服食。

升，煎取一升，稍稍饮，至十日止[①]。

髓

黑牛、黄牛、牮牛者良，炼过用。

甘，温。无毒。主治：补中，填骨髓，安五脏，平三焦，续绝伤，益气力，止泄利，去消渴，平胃气，通十二经脉，润肺补肾，泽肌悦面，久服增年，理折伤擦损痛，甚妙。

附方

补精润肺，壮阳助胃：用炼牛髓四两，胡桃肉四两，杏仁泥四两，山药末半斤，炼蜜一斤，同捣成膏，以瓶盛汤煮一日，每服一匙，空心服之。

治瘦病：以黑牛髓、地黄汁、白蜜等分，煎服。

脑

黄牛、水牛者良。

甘，温。微毒。主治：风眩，消渴，脾积，痞气。润皴裂，入面脂用。

牛热病死者，勿食其脑，令生肠痈。

附方

偏正头风，不拘远近，诸药不效者，如神：用白芷、芎䓖各三钱，为细末，以黄牛脑子搽末在上，瓷器内加酒顿熟[②]，乘热食之，尽量一醉，醒则其病如失，

① 止：原作“至”，据《本草纲目》金陵本卷五十“牛”条改。
② 熟：原脱，据《本草纲目》金陵本卷五十“牛”条补。

甚验。

胃

即肚。黄牛、水牛者良。

甘，温。无毒。主治：补中益气，解毒，养脾胃。消渴风眩，补五脏，醋煮食之。

青牛肠肚，合犬血食，病人。

齿

时珍曰：六畜齿治六痫，皆比类之义也。耳珠先生有固牙法：用牛齿三十枚，瓶盛固济，煅赤为末。每以水一盏，末二钱，煎热含漱，冷则吐去；有损动者，以末揩之。此亦以类相从也。

牛角䚡①

一名角胎。时珍曰：此即角尖中坚骨也。牛之有䚡，如鱼之有鳃，故名。胎者，言在角内也。水牛、黄牸牛者可用，余皆不及。久在粪土烂白者，亦佳。

苦，温。无毒。主治：下闭血，瘀血疼痛，治水肿。烧灰，主赤白痢。黄牛者烧之，主妇人血崩带下，大便下血，血痢。

附方

大便下血：黄牛角䚡一具，煅末，煮豉汁服二钱，日三，神效。

---

① 䚡：原作"鳃"，据《本草纲目》金陵本卷五十"牛"条改，下同。

赤白带下：牛角鰓（烧令烟断）、附子（以盐水浸七度去皮）等分为末，每空心酒服二钱匕。

接骨丹，不论打扑损伤：用牛角鰓烧灰，研极细末，每服五钱，好酒下，极效①。

损伤接骨：用牛蹄甲一个，乳香、没药各一钱为末，入甲内烧灰，以黄米粉糊和成膏，敷之。

鹿

一名班龙。按《乾宁记》云：鹿与游龙相戏，必生异角。则鹿得称龙，或以此与？《埤雅》云：鹿乃仙兽，自能乐性，六十年必怀璚②于角下，斑痕紫色，行则有涎，不复急走。故曰：鹿戴玉而角斑，鱼怀珠而鳞紫。《名苑》云：鹿之大者曰麈③，群鹿随之，视其尾为准。其尾能辟尘，拂毡则不蠹，置茜帛中，岁久红色不黯也。

鹿茸

不可以鼻嗅之，中有小白虫，视之不见，入人鼻必为虫颡④，药之不及。

甘，温。无毒。主治：漏下恶血，寒热惊痫，益气强志，生精补髓，养血益阳，强筋健骨，生齿不老，补腰肾

---

① 接骨丹……极效：《本草纲目》未见该”条，当为赵氏或后人窜入。

② 璚（qióng 穷）：同“琼”。美玉。

③ 麈（zhǔ 主）：古书上指鹿一类的动物，尾巴可以做拂尘。

④ 虫颡（sǎng）：病名。据《肘后备急方》等记载：马患虫颡，则发热，黑汗，鼻有脓水流出，水草不进，毛焦，常病势重危。疑即今所谓“马鼻疽”的一种人畜共患性传染病。

虚冷，脚膝无力，夜梦鬼交，精溢[1]自出，疗虚劳，洒洒[2]如疟，羸瘦，四肢酸疼，腰脊痛，小便数利，泄精溺血，破瘀血在腹，散石淋痈肿，骨中热疽，养[3]骨[4]，治一切虚损，耳聋目暗，眩运虚痢及治女人崩中漏血，赤白带下，安胎下气，杀鬼精物，久服耐老。不可近丈夫阴，令痿。

附方

腰膝疼痛伤败者：鹿茸涂[5]酥炙紫为末，每服酒服一钱。

小便频数：鹿茸一对，酥炙为末，每服二钱，温酒下，日三服。

鹿角胶

甘，平。无毒。主治：伤中劳绝，腰痛羸瘦，补中益气，疗损脏气，气弱劳损，吐血下血，折跌[6]伤损，治妇人血闭无子[7]，崩中不止，四肢作痛，多汗淋露，服之，令有子，安胎止痛去冷[8]，治漏下赤白。久服，轻身。酒服，补虚劳，长肌益髓，令人肥健，悦颜色；又治劳嗽，

---

① 溢：原作“益”，据《本草纲目》金陵本卷五十一“鹿”条改。

② 洒洒（xiǎn显）：寒冷貌。

③ 养：原讹作“痒”，据《新修本草》残卷改。

④ 骨：原脱，据《新修本草》残卷补。

⑤ 涂：此下衍“涂”字，据《本草纲目》金陵本卷五十一“鹿”条删。

⑥ 跌：原讹作“趺”，据《本草纲目》金陵本卷五十一“鹿”条改。

⑦ 子：原脱，据《本草纲目》金陵本卷五十一“鹿”条补。

⑧ 止痛去冷：此下原有“治痛去冷”，文义重，今删。

尿精尿血，疮疡肿毒。

畏大黄。

附方

异类有情丸，《韩氏医通》云，此方自制者，凡丈夫中年觉衰，便可服饵，盖鹿乃纯阳，龟、虎属阴，血气有情，各从其类，非金石草木比也。其方用鹿角霜（治法见上）、龟板（酒浸七日，酥炙研）各三两六钱，鹿茸（熏干，酒洗净，酥涂炙，研）、虎胫骨（长流水浸七日，蜜涂酥炙）各二两四钱，水火炼蜜，入豮猪脊髓九条捣，丸梧子大，每空心盐汤下五、七、九十丸。如厚味善饮者，加猪胆汁一二合，以寓降火之义。

虚损尿血：用鹿角胶三两炙，水二升，煮一升四合，分服。

小便不禁，上热下寒者：鹿角霜为末，酒糊和，丸梧桐子大，每服三四十丸，空心温酒下。

小便频数：鹿角霜、白茯苓等分为末，酒糊丸梧子大，每服三十丸，盐汤下。

男子阳虚，甚有补益：方同上。

肉

甘，温。无毒。主治：补中，益气力，强五脏，补虚瘦弱，调血脉，养血生容，治产后风虚邪僻。

九月已后，正月已前，堪食，他月不可食，发冷痛。

白臆[1]者、豹文者，并不可食。肉脯，炙之不动及见水而动，或曝之不燥者，并杀人。不可同雉肉、蒲白、鮠鱼、虾食，发恶疮。《礼记》云：食鹿去胃。

附方

中风口偏者：以生肉同生椒捣贴，正即除之。

头肉

平。主治：消渴，夜梦鬼物，煎汁服，作胶弥善。

附方

老人消渴：鹿头一个，去毛煮烂，和五味，空心食，以汁咽之。

蹄肉

平。主治：诸风，脚膝骨中疼痛，不能践地，同豉汁、五味煮食。

髓

炼净入药。

甘，温。无毒。主治：补阴强阳，生精益髓，润燥泽肌，丈夫女子伤中绝脉，筋急痛，咳逆，以酒和，服之良。同蜜煮服，壮阳道，令有子。同地黄汁煎膏服，填骨髓，壮筋骨，治呕吐。

血

主治：大补虚损，阴痿，益精血，止腰痛，鼻衄，折

---

① 臆：胸也。

伤，狂犬伤，解痘毒、药毒。

附方

肺痿吐血及崩中带下：用鹿血和酒服。

诸气痛欲危者：饮鹿血立愈。

兔

一名明视。按魏子才[①]《六书精蕴[②]》云：兔字篆文象形。一云：吐而生子，故曰兔。《礼记》谓之明视，言其目不瞬而瞭然也。《说文》：兔子曰娩音万。狡兔曰㕙音俊，曰毚音谗。《梵书》谓兔为舍伽。舐[③]雄毫而孕，五月而吐子。其大者为㲋[④]音绰，似[⑤]兔而大，青色，首与兔同，足与鹿同，故字象形。或谓兔无雄，而中秋望月中顾兔[⑥]以孕者，不经之说也。今雄兔有二卵，古乐府有"雄兔脚扑朔，雌兔眼迷离"，可破其疑矣。《主物簿》[⑦]云：孕环之兔，怀于左腋，毛有文采；至百五十年，环转于脑，能隐形也。王廷相[⑧]《雅述》云：兔以潦[⑨]为鳖，鳖

---

① 魏子才：魏校，字子才，明代学者，累官至国子祭酒、太常卿，《明史》有传。

② 蕴：原作"要"，据《本草纲目》卷一引据古今经史百家书目改。

③ 舐（shì 氏）：以舌舔物。

④ 㲋（chuò 绰）：一种象兔而比兔大的青色的兽。

⑤ 似：原作"以"，据《本草纲目》金陵本卷五十一"兔"条改。

⑥ 顾兔：古代神话传说中月亮上的兔子。

⑦ 主物簿：唐太史令李淳风撰。

⑧ 王廷相：明代学者，哲学家。

⑨ 潦（lào 涝）：同"涝"。《广韵·号韵》："涝，淹也。或作'潦'。"

以旱为兔。荧惑[1]不明，则雉生兔。

肉

八月至十月可食，为羹益人。

辛，平。无毒。主治：补中益气，热气湿痹，止渴健脾，凉血，解热毒，利大肠，炙食，压丹石毒。腊月作酱食，去小儿豌豆疮。

妊娠不可食，令子缺唇。不可合白[2]鸡肉及肝、心食，令人面黄。合獭肉食，令人病遁尸。与姜、橘同食，令人心痛、霍乱。又不可同芥食。久食绝人血脉，损元气、阳事，令人痿黄[3]，伤人神气。兔死而眼合者杀人。刘纯[4]《治例》云：反胃结肠甚者难治，常食兔肉则便自行。又可证其性之寒利矣。

附方

消渴羸瘦：用兔一只，去皮、爪、五脏，以水一斗半煎稠，去滓澄冷，渴即饮之，极重者不过二兔。

血

咸，寒。无毒。主治：凉血活血，解胎中热毒，催生易产。

---

① 荧惑：火星的古名。“惑”《本草纲目》原作“或”，“或”通“惑”。

② 白：原脱，据《本草纲目》金陵本卷五十一“兔”条补。

③ 黄：原字缺损，据《本草纲目》金陵本卷五十一“兔”条补。

④ 刘纯：明代医学家，著有《玉机微义》《杂病治例》《伤寒治例》。后文乃出自于《杂病治例》。

附方

心气痛：用腊兔血和茶末四两，乳香末二两，捣丸芡子大，每温醋化服一丸。

又方：腊月八日，取活兔血和面，丸梧子大，每白汤下二十一丸。

肝

《眼科书》云：兔肝能泻肝热。盖兔目瞭而性冷故也。

主治：目暗，明目补劳，治头旋眼眩。和决明子作丸服，甚明目。

附方

风热目暗，肝肾气虚，风热上攻，目肿暗：用兔肝一具，米三合，和豉汁，如常煮粥食。

黄　鼠

一名礼鼠，一名拱鼠，一名䶇①鼠，一名貔貍。《百感录》云：西北有兽类黄鼠，短喙无目，性狡善听，闻人足音辄逃匿，不可卒得，土人呼为瞎撞，亦黄鼠类也。

肉

甘，平。无毒。主治：润肺生津。煎膏贴疮肿，解毒止痛。多食发疮。

附方

《经验良方》有灵鼠膏，云治诸疮肿毒，去痛退热：

---

① 䶇：（hún 混）。

用大黄鼠一个，清油一斤，慢火煎焦，水上试油不散，乃滤滓澄清再煎，次入炒紫黄丹五两，柳枝不住搅匀，滴水成珠，下黄蜡一两，熬黑乃成，去火毒三日，如常摊贴。

造饮食诸方[①]

造猪蹄法：用前膀蹄三四斤，不用后腿者，以其肉不活也，取来水泡洗，用刀刮去皮上涎水净，下锅煮极烂，取出镊净毛，用原汤加新白鲞、笋尖、木耳切丝，山药切细片，同鲞再煮，加切碎短白菜同用，此易牙法也，不用姜，量肉多少加囫囵[②]花椒用。

造肉鲊法：腊月内用生猪肉不拘多少，切成二指长条，用油、盐拌[③]匀，盐多些，收坛[④]内，再浇油于内，过年到二三月取出蒸用，香美不可言。

造牛脯法：牛肉数斤，酱油一斤，酒二两，大料[⑤]五钱，小茴香一钱，花椒五钱，葱、蒜整用，勤转动肉烂为度。

炒干粮法：白面用盐水与花椒水和，面要硬，刀切成条，晾干皮，将麸子先下锅炒糊，后下面料炒熟，去了麸子可用两三个月。

---

① 造饮食诸方：此节内容，《本草纲目》未见。

② 囫囵：完整的。

③ 拌：原讹作“伴”，据文义改。

④ 坛：原讹作“镡”（xín），据文义改。

⑤ 大料：大茴香。

鳞部

鳞属皆卵生，而蝮蛇胎产；水族皆不瞑，而河豚目眨音劄①；蓝蛇之尾，解其头毒；沙鱼之皮，还消鲙积。苟非知者，孰能察之？

鲤鱼

为诸鱼之长。惟此最佳，故为食品上味。

甘，平。无毒。主治：上气，咳嗽喘促，治怀妊身肿及胎气不安。煮食，治咳逆，黄疸，止渴，治水肿脚满，下气，下水气，利小便。作鲙，温补，去冷气，痃癖气块，横关伏梁，结在心腹。烧末，能发汗，定气喘咳嗽，下乳汁，消肿。米饮调服，治大人小儿暴痢。用童便浸煨，止反胃及恶风入腹。

鲤脊上两筋及黑血有毒，溪涧中者毒在脑，俱不可食。凡炙鲤鱼不可使烟入目②，损目光，三日内必验也。天行病后、下痢及宿癥，俱不可食。服天门冬、朱砂人不可食。可合犬肉及葵菜食。

鱼子合猪肝食，害人。

石首鱼

一名黄花鱼，干者名鲞鱼鲞，音想，亦作鮝。生东南海

---

① 劄：原书作“眨”，岂若不注。《本草纲目》金陵本模糊似“劄”，今从。

② 目：原讹作“日”，据文义改。

中。其形如白鱼，扁身弱骨，细鳞黄色如金。首有白石二枚，莹洁如玉。至秋化为冠凫，即野鸭有冠者也。腹中白鳔可作胶。《临海异物志》[①] 云：小者踖水[②]，其次名春来。

肉

甘，平。无毒。主治：合莼菜[③]作羹，开胃益气。

鲞

主治：消宿食，主中恶，鲜者不及。炙食，能消瓜成水，治暴下痢及卒腹胀不消。陆文量[④]《菽园杂记》云：痢疾最忌油腻、生冷，惟白鲞宜食。此说与本草主下痢相合。盖鲞饮咸水而性不热，且无脂不腻，故无热中之患，而消食理肠胃也。

勒　鱼

干者谓之勒鲞。

肉

甘，平。无毒。主治：开胃暖中。作鲞尤良。

鲥　鱼

不宜烹煮，惟以笋、苋、芹、荻之属，连鳞蒸食乃

---

① 临海异物志：又名《临海水土异物志》，三国吴丹阳太守沈莹撰，有关吴国临海郡（今浙江南部沿海一带）民族、物产的方志。

② 踖（qiū 秋）：原讹作“跴（cǎi 踩）”，《本草纲目》金陵本卷四十四“石首鱼”条同，据《初学记·卷三十·鱼第十》改。

③ 莼（chún 纯）菜：亦作“莼菜”。

④ 陆文量：“量”，原讹作“亮”。陆容，字文量，太仓州人，明代成化二年进士，所著《菽园杂记》，述明代朝野故事等。

佳，亦可糟藏之。

肉

甘，平。无毒。主治：补虚劳。

附方

汤火伤：用蒸[1]鲥鱼油，以瓶盛埋土中，取涂甚效。

鲳　鱼

昌，美也，以味名。或云：鱼游于水，群鱼随之，食其涎沫，有类于娼，故名。闽人讹为鲶鱼。广人连骨煮食，呼为狗瞌睡鱼。

肉

甘，平。无毒。主治：令人肥健，益气力。

腹中子

有毒。令人痢下。

鲫　鱼

一名鲋鱼音附。鲫喜偎泥，不食杂物，故能补胃。冬月肉厚子多，其味尤美。郦道元《水经注》云：蕲州广齐青林湖鲫鱼，大二尺，食之肥美，辟寒暑。东方朔《神异经》云：南方湖中多鲫鱼，长数尺，食之宜暑而辟风寒。《吕氏春秋》云：鱼之美者，有洞庭之鲋。观此，则鲫为佳品，自古尚矣。

---

① 蒸：此下《本草纲目》金陵本卷四十四“鲥鱼”条有“下”。

肉

甘，温。无毒。主治：温中下气，止下痢肠痔（夏月热痢有益，冬月不宜）。合五味煮食，主虚羸。合莼作羹，主胃弱不下食，调中益五脏。合茭首[①]作羹，主丹石发热。生捣，涂恶核肿毒不散及瘑疮[②]。同小豆捣，涂丹毒。烧灰，和酱汁，涂诸疮十年不瘥者。以猪脂煎灰服，治肠痈。合小豆煮汁服，消水肿。炙油，涂妇人阴疳诸疮，杀虫止痛。酿[③]白矾烧研饮服，治肠风血痢。酿硫黄煅研，酿五倍子煅研，酒服，并治下血。酿茗叶煨服，治消渴。酿胡蒜煨研饮服，治膈气。酿绿矾煅研饮服，治反胃。酿盐花烧研，掺齿疼。酿当归烧研，揩牙乌髭止血。酿砒烧研，治急疳疮。酿白盐煨研，搽骨疽。酿附子炙焦，同油涂头疮白秃。

多食，亦能动火。和蒜食，少热；同砂糖食，生疳虫；同芥菜食，成肿疾；同猪肝、鸡肉、雉肉、鹿肉、猴肉食，生痈疽。同麦门冬食，害人。

附方

鹘[④]突羹，治脾胃虚冷不下食：以鲫鱼半斤切碎，用

---

① 茭首：茭白。

② 瘑（guō 郭）疮：病名。风湿热邪客于肌肤，手足起疹，瘙痒疼痛，搔破流水，浸淫成疮，干皱折裂，时瘥时剧的病证。相当于西医学的手足部湿疹。

③ 酿：此谓切割拌和；糅合。下同。

④ 鹘（hú 胡）突：指模糊，混沌。

沸豉汁投之，入胡椒、莳萝、姜、橘末，空心食之。

子

主治：调中，益肝气。

忌猪肝。

鲂　鱼

音房。其色青白，腹内有肪，味最腴美。其性宜活水。故《诗》云：岂其食鱼，必河之鲂。俚语云：伊洛[1]鲤鲂，美如牛羊。

肉

甘，温。无毒。主治：调胃气，利五脏。和芥食之，能助肺气，去胃风，消谷。作鲙食之，助脾气，令人能食。作羹臛食，宜人，功与鲫同。

疳痢人勿食。

鲈　鱼

《南郡记》云：吴人献淞江鲈鲙于隋炀帝，帝曰：金齑玉鲙[2]，东南佳味也。

肉

甘，平。有小毒。主治：补五脏，益筋骨，和肠胃，治水气，益肝肾，安胎补中。多食宜人，作鲙尤佳，作鲊

---

① 伊洛：伊水与洛水。两水汇流，多连称。

② 金齑（jī 饥）玉鲙：指用细切的鲜鲈鱼和菰菜拌以调料晒制而成的食物，鲈鱼鲜白如玉，菰菜嫩黄如金，因而得名。

尤良，曝干甚香美。

禹锡曰：多食，发痃癖疮肿。不可同乳酪食。李鹏飞云：肝不可食，剥人面皮。中鲈鱼毒者，芦根汁解之。

银　鱼

一名鲙残鱼。时珍曰：出苏、淞、浙江。大者长四五寸，身圆如筯[①]，洁白如银，无鳞。清明前有子，食之甚美；清明后子出而瘦，但可作鲊腊耳。

甘，平。无毒。主治：作羹食，宽中健胃。

鱊　鱼

音聿。一名春鱼。作腊，名鹅毛脡[②]。按段公路《北户录》云：广之恩州出鹅毛脡，用盐藏之，其细如毛，其味绝美。郭义恭所谓武阳小鱼大如针，一斤千头，蜀人以为酱者也。又《一统志》云：广东阳江县出之，即鱊鱼儿也。然今兴国州诸处亦有之，彼人呼为春鱼，云：春月自岩穴中随水流出，状似初化鱼苗。

土人取收，曝干为脡，以充苞苴[③]。食以姜、醋，味同虾米。或云即鳢鱼苗也。

---

① 筯：原讹作“筋”，据《本草纲目》金陵本卷四十四“鲙残鱼”条改。筯，同“箸”，筷子。

② 脡（tǐng挺）：长条的干肉。

③ 苞苴（jū居）：馈赠的礼物。古时馈人鱼肉之类，用茅苇之叶，包扎捆裹，故曰“苞苴”。苞，通“包”，苴，裹也。

鳗鲡鱼

一名白鳝，又名蛇鱼。干者名风鳗。

甘，平。有毒。

鳝　鱼

音善。一名黄䱇。

甘，大温。无毒。主治：补中益血，疗沛唇①，补虚损，补气，补五脏，逐十二风邪，妇人产后恶露淋沥，血气不调，羸瘦，止血，除腹中冷气肠②鸣及湿痹气。

黑者有毒。宗奭曰：动风气。多食，令人霍乱。曾见一郎官食此，吐利几死也。时珍曰：按《延寿书》云：多食，发诸疮，亦损人寿。大者，有毒杀人。不可合犬肉、犬血食之。

泥　鳅

一名鳛鱼 音酋。闽、广人劙③去脊骨，作臛食甚美。《相感志》云：灯鳛甚妙。

甘，平。无毒。主治：暖中益气，醒酒，解消渴。同米粉煮羹食，调中收痔。

不可合白犬血食。一云凉。

---

① 沛唇：即“紧唇”，见前“马齿菜”条。

② 肠：此上衍“腹”字，据《本草纲目》金陵本卷四十四“鳝鱼”条删。

③ 劙（lí 离）：用刀、斧等利器切割或剖分开。

鳣　鱼

音邅。其居也，在矶石湍流之间。其食也，张口接物听其自入，食而不饮，蟹鱼多误入之。昔人所谓“鳣鲔[1]岫居[2]”，世俗所谓“鲟鳇鱼[3]吃自来食”是矣。其小者近百斤。其大者长二三丈，至一二千斤。味极肥美，楚人尤重之。

甘，平。有小毒。主治：利五脏，肥美人。

多食，难克化。发气动风，发疮疥。和荞麦食，令人失音。时珍曰：服荆芥药，不可食。

鲟　鱼

甘，平。无毒。主治：补虚益气，令人肥健。煮汁饮，治血淋。

诜曰：有毒。味虽美而发诸药毒，动风气，发一切疮疥。久食，令人心痛腰痛。服丹石人忌之。勿与干笋同食，发瘫痪风。小儿食之，成咳嗽及癥瘕。

鳀　鱼

音偃。一名鲇鱼，一名鳀鱼 音夷。古曰鳀，今曰鲇；北人曰鳀，南人曰鲇。凡食鲇，先割翅下悬之，则涎自流尽，不粘滑也。

---

① 鲔（wěi 伟）：鲟鱼。

② 岫（xiù 秀）居：居于山穴。

③ 鲟鳇鱼：鳣鱼之别称。

甘，温。无毒。主治：百病。作臛，补人，疗水肿，利小便。

无鳞，寒而有毒，非佳品也，勿多食。赤目、赤须、无腮者，并杀人。不可合牛肝食，令人患风噎涎。不可合鹿肉食，令人筋甲缩[①]。不可合野猪肉食，令人吐泻。时珍曰：肉反荆芥。

附方

口眼㖞斜：用活鲇鱼切尾尖，朝吻贴之即正。

鳑　鱼

音啼。一名人鱼。荆州临沮青溪多有之。似鳀而有四足，声如小儿。其膏燃之不消耗，秦始皇骊山塚中所用人膏是也。徐铉《稽神录》云：谢仲玉者，见妇人出没水中，腰已下皆鱼。乃人鱼也。又《徂异记》[②] 云：查道奉使高丽，见海沙中一妇人，肘后有红鬣。问之，曰：人鱼也。此二者，乃名同物异，非鳑、鲵也。

甘。有毒。主治：食之，疗瘕疾，无蛊疾。

鲵　鱼

音倪。生山溪中。似鲇有四足，长尾，能上树。大旱则含水上山，以草叶覆身，张口，鸟来饮水，因吸食之。声

① 缩：此下衍“涎”字，据《本草纲目》金陵本卷四十四“鳀鱼”条删。

② 徂异记：志怪集，宋人聂田撰。

如小儿啼。

甘。有毒。主治：食之已[1]疫疾。

河豚鱼

一名鯸鱼 一作鲑，一名嗔鱼。时珍曰：豚，言其味美也。今吴越最多，彼人春月甚珍贵之，尤重其腹腴[2]，呼为西施乳。

甘，温。无毒。主治：补虚，去湿气，理腰脚，去痔疾，杀虫[3]。

三月后则为斑鱼，毒最甚，不可食也。河豚有六毒，而云无毒何也？味虽珍美，修治失法，食之杀人，厚生[4]者宜远之。

海豚鱼

一名鲟鲱 音敷沛。海豚生海中，候风潮出没。形如豚，鼻在脑上作声，喷水直上，百数为群。其子如蠡鱼子，数万随母而行。人取子系水中，其母自来，就而取之。江豚生江中，状如海豚而小，出没水上，舟人候之占风。其中有曲脂，点灯照樗蒲[5]即明，照读书工作即暗，俗言懒妇所化也。

---

① 已：治愈。

② 腹腴：鱼肚下的肥肉。

③ 虫：原作“蛊”，据《本草纲目》金陵本卷四十四“河豚”条改。

④ 厚生：谓重视养生。

⑤ 樗蒲：古代一种博戏，后世亦以泛指赌博。

咸，腥，味如水牛肉。无毒。主治：飞尸，蛊毒，瘴疟。作脯食之。

其骨硬，其肉肥，不中食。

比目鱼

一名鲽 音蝶，一名鞋底鱼。《尔雅》所谓“东方有比目鱼，不比不行，其名曰鲽”，是也。段氏《北户录》谓之鳒 音兼，《吴都赋》谓之魪音介，《上林赋》谓之魼 音区。

甘，平。无毒。主治：补虚，益气力。

多食动气。

乌贼鱼

干者名鲞。

肉

酸，平。无毒。味珍美。主治：益气强志，益人，通月经。动风气。

骨

名海螵蛸。

章　鱼

一名章举。章鱼生南海，形如乌贼而大，八足，身上有肉。闽、粤人多采鲜者，姜、醋食之，味如水母。韩退之所谓“章举马甲柱①，斗以怪自呈”者也。石距亦其类，

---

① 马甲柱：即“江珧柱”，江珧的闭壳肌，是一种名贵的海味。

身小而足长，入盐烧食极美。

甘、咸，寒。无毒。主治：养血益气。

鰕

音霞，俗作虾。凡鰕之大者，蒸曝去壳，谓之鰕米，食以姜醋，馔品所珍。

甘，温。有小毒。主治：法制，壮阳道。煮汁，吐风痰。捣膏，傅虫疽。

动风热，发疮疥冷积。有病人勿食。生水田及沟渠者有毒，鲊内者尤有毒。以热饭盛蜜[1]器中作鲊食，毒人至死。无须及腹下通黑，并煮之色白者，并不可食。小儿及鸡、狗食之，脚屈弱。

附方

补肾兴阳：用鰕米一斤，蛤蚧二枚，茴香、蜀椒各四两，并以青盐化酒炙炒，以木香粗末一两和匀，乘热收新瓶中密封。每服一匙，空心盐酒嚼下，甚妙。

宣吐风痰：用连壳鰕半斤，入葱、姜、酱煮汁。先吃鰕，后吃汁，紧束肚腹，以翎探引取吐。

海　鰕

一名红鰕，一名鰝音浩。时珍曰：按段公路《北户录》云：海中大红鰕长二尺余，头可作杯，须可作簪、杖；其肉可为鲙，甚美。闽中有五色鰕，亦长尺余，彼人

① 蜜：用同“密”。

两两干之，谓对鰕，以充上馔。

甘，平。有小毒。同猪肉食，令人多唾。

鲍　鱼

一名薧鱼《礼记》音考，一名萧折鱼，一名干鱼。时珍曰：鲍即今之干鱼也。鱼之可包者，故字从包。《礼记》谓之薧，《魏武食制》谓之萧折，皆以萧蒿承曝[1]而成故也。其淡压为腊者，曰淡鱼，曰鲭鱼 音搜。以物穿风干者，曰法鱼，曰鲏鱼 音怯。其以盐渍成者，曰腌鱼，曰咸鱼，曰鲃鱼 音叶，曰鳒鱼 音蹇。今俗通呼曰干鱼。旧注混淆不明，今并削[2]正于下。

肉：辛，臭，温。无毒。

妊妇食之，令子多疾。

海　蛇[3]

音诧。俗作海折。《异苑》[4] 名石镜也。蛇生东南海，状如血蜭。大者如床，小者如斗。无眼目腹胃，以虾为目，虾动蛇沉，故曰水母目虾，亦犹蛩蛩之与駏驉[5]也。煠出以姜、醋进之，其厚[6]者谓之蛇头，味更胜，生熟皆

---

① 萧蒿承曝：萧蒿，蒿类植物之一种；承曝，承托曝晒。“承曝”，原脱，据《本草纲目》金陵本卷四十四“鲍鱼”条补。

② 削：原作“消”，据《本草纲目》金陵本卷四十四“鲍鱼”条改。

③ 海蛇：海蜇。

④ 异苑：志怪小说集，南朝宋刘敬叔撰。

⑤ 蛩蛩之与駏驉：“蛩蛩”“駏驉”为传说中形影不离的异兽。

⑥ 厚：此上《本草纲目》金陵本卷四十四“海蛇”条有“最”。

可食，淹之良。海人以为常味。

咸，温。无毒。主治：疗河鱼之疾。

介　部

团　鱼

一名鳖。《类从》云：鼍[1]一鸣而鳖伏。性相制也。又畏蚊，生鳖遇蚊叮则死，死鳖得蚊煮则烂，而熏蚊者复用鳖甲。物性[2]报复如此，异哉！凡食鳖者，宜取沙河小鳖，斩头去血，以桑灰汤煮熟，去骨甲换水再煮，入葱、酱作羹膳食乃良。其胆味辣，破入汤中，可代椒而辟腥气。鳖肉主聚，鳖甲主散。食鳖，锉甲少许入之，庶几稍平。

肉

甘，平。无毒。主治：伤中益气，补不足。去血热，补虚。补阴。作臛食，治久痢，长髭须。作丸服，治虚劳、痃癖、脚气。常食之，治妇人漏下五色，羸瘦，带下，血瘕腰痛。

久食，性冷损人。《礼记》：食鳖去丑。谓颈下有软骨如龟形者也。食之令人患水病。凡鳖之三足者，赤足者，独目者，头足不缩者，其目四陷者，腹下有王字、卜字文

---

① 鼍（tuó 鸵）：扬子鳄。也称“鼍龙”“猪婆龙”。
② 性：《本草纲目》金陵本卷四十五“鳖”条作“相”。

者，腹有蛇文者是蛇化也，在山上者名旱鳖，并有毒杀人，不可食。忌猪、兔、鸭肉、鸡子、苋菜、芥子、薄荷。妊妇食鳖，令子短项。

蟹

一名螃蠏音蟹。凡蟹生烹，盐藏糟收，酒浸、酱汁浸，皆为佳品。但久留易沙，见灯亦沙，得椒易脏。得皂荚或蒜及韶粉[1]可免沙、脏。得白芷则黄不散。得葱及五味子同煮则色不变。藏蟹名曰蝑蟹音泻。

咸，寒。有小毒。主治：胸中邪气，热结痛，㖞僻面肿，解结散血，愈漆疮，养筋益气，散诸热，治胃气，理经脉，消食。以醋食之，利肢节，去五脏中烦闷气，益人。以酒食之，治产后肚痛血不下者。去壳同黄捣烂，微炒，能续断绝筋骨，纳入疮中，筋即连也。

娠妇食之，令子横生。此物极动风，风疾人不可食，屡见其事。不可同柿及荆芥食，发霍乱动风，木香汁可解，详柿下。未被霜，甚有毒。独螯独目，两目相向，六足四足，腹下有毛，腹中有骨，头背有星点，足斑目赤者，并不可食，有毒害人。冬瓜汁、紫苏汁、蒜汁、芦根汁，皆可解之。

鲎鱼

音后。生南海。大小皆牝牡相随。牝无目，得牡始行。

---

① 韶粉：铅粉。

雄小雌大，雌常负雄，失其雌则雄即不动。故闽人婚礼用之。南人以肉作鲊酱。

肉

辛、咸，平。微毒。主治：治痔杀虫。

多食发嗽及疮癣。小者名鬼鲎，食之害人。

蛤 蜊

生东南海中，白壳紫唇，大二三寸者。闽、浙人以其肉充海错[1]，亦作为酱醢[2]。其壳火煅作粉，名曰蛤蜊粉也。

肉

咸，冷。无毒。主治：润五脏，止消渴，开胃，治老癖为寒热，煮食醒酒及治妇人血块。

此物性虽冷，乃与丹石人相反，食之，令腹结痛。

蛏

乃海中小蚌也。闽、粤人以田种之，候潮泥壅沃，谓之蛏田。呼其肉为蛏肠。

肉

甘，温。无毒。主治：补虚，主冷痢，煮食之。去胸中邪热烦闷，饭后食之，与服丹石人相宜。治妇人产后虚损。

---

① 海错：海味也。

② 醢（hǎi 海）：肉酱。醢，原讹作“醯”，今据《本草纲目》金陵本卷四十六“蛤蜊”条改。

天行病后不可食。

淡菜

一名海蜌音陛，一名东海夫人。生东南海中，似珠母，一头小，中衔少毛，味甘美，南人好食之。常时烧食即苦，不宜人。与少米先煮熟，后除去毛，再入萝卜，或紫苏，或冬瓜同煮，即更妙。虽形状不典，而甚益人。淡菜生海藻上，故治瘿[1]与海藻同功。

甘，温。无毒。主治：虚劳伤惫，精血衰少及吐血，久痢肠鸣，腰痛疝瘕，妇人带下，产后瘦瘠，产后血结，腹内冷痛，治癥瘕，润毛发，治崩中带下，烧食一顿令饱。煮熟食之，能补五脏，益阳事，理腰脚气，能消宿食，消瘿气，除腹中冷气痃癖。亦可烧汁沸出食之。

多食令人头目闷暗，发丹石，令人肠结。久食脱人发。

虫[2]　部

蜂蜜

崖蜜别是一蜂，如陶所说出南方崖岭间，房悬崖上，或土窟中。人不可到，但以长竿刺令蜜出，以物承取，多者至三四石，味硷色绿，入药胜于凡蜜。张华《博物志》

① 瘿：原讹作“廮”，据《本草纲目》金陵本卷四十六“淡菜”条改。
② 虫：原作“蟲”，据本书卷四目录改。

云：南方诸山，幽僻处出蜜蜡。蜜蜡所着，皆绝岩石壁，非攀缘所及，惟于山顶以蓝舆①悬下，遂得采取。蜂去余蜡在石，有鸟如雀，群来啄之殆尽，名曰灵雀。至春归如旧。人亦占护其处，谓之蜜塞。此即石蜜也。颂曰：食蜜亦有两种：一在山林木上作房，一在人家作窠槛收养之。蜜皆浓厚味美。近世宣州有黄连蜜，色黄，味小苦，主目热。雍、洛间有梨花蜜，白如凝脂。亳州太清宫有桧花蜜，色小赤。柘城县有何首乌蜜，色更赤。并蜂采其花作之，各随花性之温凉也。陈藏器所谓灵雀者，小鸟也，一名蜜母，黑色，正月则至岩石间寻求安处②，群蜂随之也，南方有之。时珍曰：蜂蜜生凉熟温，不冷不燥，得中和之气。

甘，平。无毒。主治：心腹邪气，诸惊痫痓，安五脏诸不足，益气补中。调脾胃，养脾气，和营卫，通三焦，除众病及心烦，饮食不下，止肠澼，肌中疼痛，牙齿疳䘌，唇口疮，目肤赤障③，明耳目，杀虫，解毒，和诸药。久服，强志轻身，面如花红，不饥不老，延④年神仙。

时珍曰：多食生湿热虫䘌，小儿尤当戒之。思邈曰：七月勿食生蜜，令人暴下霍乱。青赤酸者，食之心烦。不可与生葱、莴苣同食，令人利下。食蜜饱后，不可食鲊，

---

① 蓝舆：又作“篮舆”。古代供人乘坐的交通工具，类似后世的轿子。
② 安处：原脱，据《本草纲目》金陵本卷三十九“蜂蜜”条补。
③ 障：原作“瘴”，据《本草纲目》金陵本卷三十九“蜂蜜”条改。
④ 延：原作“廷”，据文义改。

令人暴亡。

附方

治卒心痛及赤白痢：水作蜜浆，顿服一碗止；或以姜汁同蜜各一合，水和顿服。

治心腹血刺痛及赤白痢：同生地黄汁各一匙服，即下。

面上[1]皯点：取白蜜和茯苓末涂之，七日便瘥也。

鼃

亦作蛙。四月食之最美，五月渐老，可采入药。《考工记》云：以脰鸣[2]者，鼃黽[3]之属。农人占其声之早晚大小，以卜丰歉，故唐人章孝标诗云：田家无五行，水旱卜鼃声。蛙亦能化为鴽[4]，见《列子》。

甘，寒。无毒。主治：利水消肿。烧灰，涂月蚀疮。馔食，解劳热，调疳瘦，补虚损，尤宜产妇。捣汁服，治虾蟆瘟病，治小儿赤气，肌疮脐伤，止痛，气不足，热疮，杀尸疰病虫，去劳劣[5]，解热毒。

按《延寿书》云：蛙骨热，食之小便苦淋。妊娠食蛙，令子寿夭。小蛙食多，令人尿闭，脐下酸痛，有至死

---

① 上：原作“下”，据《本草纲目》金陵本卷三十九“蜂蜜”条改。

② 脰鸣：用颈项鸣叫。

③ 黽（měng 猛）：蛙的一种。

④ 鴽（rú 如）：鹌鹑之类的小鸟。

⑤ 劣：弱也。

者。擂车前水饮可解。吴瑞[1]曰：正月出者名黄蛤，不可食。

附方

毒痢禁口：用水蛙一个，并肠肚捣碎，瓦烘热，入麝香五分，作饼，贴脐上，气通即能进[2]食也。

时行面赤项肿，名虾蟆瘟：用金线鼃捣汁，水调，空腹顿饮，极效。

① 瑞：原作"端"，据《本草纲目》金陵本卷四十二"蛙"条改。
② 进：原作"追"，据《本草纲目》金陵本卷四十二"蛙"条改。

校注后记

一、作者生平

《上医本草》作者赵南星（1550—1627），字梦白，号侪鹤，高邑（今河北高邑县）人，明代后期政治家，为东林党的首领之一。万历二年（1574）进士，历任汝宁推官，户部主事，吏部考功司主事、文选司主事、考功司员外郎、考功司郎中，太常少卿，右通政，太常卿，工部右侍郎，左都御史，吏部尚书。因遭权阉魏忠贤陷害，被革职戍代州至卒，崇祯初追谥“忠毅”，事迹具《明史》本传。著有《学庸正说》《史韵》《离骚经订注》《味檗斋文集》《芳茹园乐府》《笑赞》《赵忠毅公全集》《赵进士文论》等传世。

二、《上医本草》的成书背景及著述起因

明代万历年间，朝中大臣交相攻讦，党争不断。赵南星位居吏部考核官员之职，陷入政治斗争漩涡，几起几伏。

万历二十一年（1593），在吏部考功郎中任上的赵南星被削职，开始乡居生活。丙辰（1617）冬而病，丁巳（1618）大病，绵连至于戊午（1619）之秋，遂不能用药，而第取李氏时珍所著之《本草纲目》中谷蔬肴核之类，择其有益者用之，随宜而加损之，忌其无益者，至

庚申（1620）春夏间而大愈。这次以饮食调养而愈病的自身实践，使他认识到食疗的重要性，于是便辑录《本草纲目》中的食物部分内容，而成《上医本草》，于庚申（1620年，明光宗朱常洛泰昌元年）当年十月成书。

三、《上医本草》的版本

据诸家书志记载，《上医本草》的版本，单行本主要有明·泰昌元年赵悦学刻本和清刻本两类。丛书本则主要有：①明末清初递修《赵忠毅公全集》（二十一卷）本，藏于哈佛大学哈佛燕京图书馆；②梦白先生全集本，清同治三年（1864）赵瑜等修补本；③中国中医科学院图书馆藏善本丛书（据明泰昌元年刻本影印）本，1996年中医古籍出版社；④《中国本草全书》，影印本，华夏出版社，1999年。

《上医本草》为家刻本。本次整理，无论是著录为明·泰昌元年赵悦学刻本的，还是著录为清刻本的；无论是单行本抑或是丛书本，书首均有赵南星“庚申阳月”，即明·泰昌元年（1620）十月的“上医本草序”，卷一题“高邑赵南星梦白甫辑，门人梁志、梁维基、梁维枢、重甥王原膴、梁维本、梁维揆、梁士濂、梁维健、梁维京较，孙赵悦学重刊”。诸本形态完全一致，其版框基本为14. 2cm×20. 1cm，半页十行二十字，白口，单鱼尾，断版、模糊痕迹也一致，可见皆是同一版本（或同一版本的修补本）的不同印本，而非不同的刻本。其区别仅在某些印本缺少第二卷目录，如中国科学院国家科学图书馆所藏著录为“明·泰昌元年赵悦学刻本”者、首都图书馆所藏著录为清刻本者（封面署有“乡后学蒋式芬敬署”字样，蒋式芬为光绪年间进士）。

现存的《上医本草》，由于卷首记有“孙赵悦学重刊”，可知必不是初刊本。诸家书目大多将其定为明版。即便是南京图书馆所藏《梦白先生全集》清·赵瑜修补本所收录者，经征询版本学家意见，也是明版。从避讳字考察，《上医本草》避明熹宗朱由校讳（如：“校”作“较”），不避清圣祖玄烨讳（“玄”字不缺笔），不避清世宗胤禛讳（卷四记有“真定陈志刊”，“真定”在雍正元年改作“正定”）。又，瞿冕良《中国古籍版刻辞典》记有明万历间刻字工人名“陈志”者。

本次整理的底本为美国哈佛大学哈佛燕京图书馆所藏本。该本是《赵忠毅公全集》中的一种，有全集照片在网上公开发布。沈津所著《美国哈佛大学燕京图书馆中文善本书志》谓：《赵忠毅公全集》十二种二十一卷，为明万历至清初赵悦学等递刻本。所收《上医本草》字画清晰，目录完整，分别钤有“黄彭年印”“子寿”“黄十二”“彭年之印”“戴经堂藏书”。黄彭年（1823—1891），字子寿，清代贵筑（今属贵阳）人，学者，官至江苏布政使、湖北布政使。

四、《上医本草》的价值

赵南星本非医者，不过兴之所至，随手摘录。但从卷帙庞大的《本草纲目》中辑录有关食物部分而成《上医本草》，且食物门类齐全，内容相对完整，对于养生、食疗的普及不无裨益，至今也是有益于民生的。

总书目

医经

内经博议
内经提要
内经精要
医经津渡
素灵微蕴
难经直解
内经评文灵枢
内经评文素问
内经素问校证
灵素节要浅注
素问灵枢类纂约注
清儒《内经》校记五种
勿听子俗解八十一难经
黄帝内经素问详注直讲全集

基础理论

运气商
运气易览
医学寻源
医学阶梯
医学辨正
病机纂要
脏腑性鉴
校注病机赋
内经运气病释
松菊堂医学溯源
脏腑证治图说人镜经
脏腑图书症治要言合璧

伤寒金匮

伤寒考
伤寒大白
伤寒分经
伤寒正宗
伤寒寻源
伤寒折衷
伤寒经注
伤寒指归
伤寒指掌
伤寒选录
伤寒绪论
伤寒源流
伤寒撮要
伤寒缵论
医宗承启
桑韩笔语
伤寒正医录
伤寒全生集
伤寒论证辨
伤寒论纲目
伤寒论直解

伤寒论类方
伤寒论特解
伤寒论集注（徐赤）
伤寒论集注（熊寿试）
伤寒微旨论
伤寒溯源集
订正医圣全集
伤寒启蒙集稿
伤寒尚论辨似
伤寒兼证析义
张卿子伤寒论
金匮要略正义
金匮要略直解
高注金匮要略
伤寒论大方图解
伤寒论辨证广注
伤寒活人指掌图
张仲景金匮要略
伤寒六书纂要辨疑
伤寒六经辨证治法
伤寒类书活人总括
张仲景伤寒原文点精
伤寒活人指掌补注辨疑

诊　　法

脉微
玉函经
外诊法
舌鉴辨正
医学辑要
脉义简摩
脉诀汇辨
脉学辑要
脉经直指
脉理正义
脉理存真
脉理宗经
脉镜须知
察病指南
崔真人脉诀
四诊脉鉴大全
删注脉诀规正
图注脉诀辨真
脉诀刊误集解
重订诊家直诀
人元脉影归指图说
脉诀指掌病式图说
脉学注释汇参证治

针灸推拿

针灸节要
针灸全生
针灸逢源
备急灸法
神灸经纶
传悟灵济录
小儿推拿广意
小儿推拿秘诀
太乙神针心法
杨敬斋针灸全书

本　草

药征
药鉴
药镜
本草汇
本草便
法古录
食品集
上医本草
山居本草
长沙药解
本经经释
本经疏证
本草分经
本草正义
本草汇笺
本草汇纂
本草发明
本草发挥
本草约言
本草求原
本草明览
本草详节
本草洞诠
本草真诠
本草通玄
本草集要
本草辑要
本草纂要
识病捷法
药性提要
药征续编
药性纂要
药品化义
药理近考
食物本草
食鉴本草
炮炙全书
分类草药性
本经序疏要
本经续疏证
本草经解要
青囊药性赋
分部本草妙用
本草二十四品
本草经疏辑要
本草乘雅半偈
生草药性备要
芷园臆草题药
类经证治本草
神农本草经赞
神农本经会通
神农本经校注
药性分类主治
艺林汇考饮食篇
本草纲目易知录
汤液本草经雅正
新刊药性要略大全

淑景堂改订注释寒热温平药性赋

方　　书

医便

卫生编

袖珍方

仁术便览

古方汇精

圣济总录

众妙仙方

李氏医鉴

医方丛话

医方约说

医方便览

乾坤生意

悬袖便方

救急易方

程氏释方

集古良方

摄生总论

摄生秘剖

辨症良方

活人心法（朱权）

卫生家宝方

见心斋药录

寿世简便集

医方大成论

医方考绳愆

鸡峰普济方

饲鹤亭集方

临症经验方

思济堂方书

济世碎金方

揣摩有得集

亟斋急应奇方

乾坤生意秘韫

简易普济良方

内外验方秘传

名方类证医书大全

新编南北经验医方大成

临证综合

医级

医悟

丹台玉案

玉机辨症

古今医诗

本草权度

弄丸心法

医林绳墨

医学碎金

医学粹精

医宗备要

医宗宝镜

医宗撮精

医经小学

医垒元戎

证治要义

松厓医径

扁鹊心书

素仙简要

慎斋遗书

折肱漫录

济众新编

丹溪心法附余

方氏脉症正宗

世医通变要法

医林绳墨大全

医林纂要探源

普济内外全书（附 增补治痧全编）

医方一盘珠全集

医林口谱六治秘书

温　　病

伤暑论

温证指归

瘟疫发源

医寄伏阴论

温热论笺正

温热病指南集

寒瘟条辨摘要

内　　科

医镜

内科摘录

证因通考

解围元薮

燥气总论

医法征验录

医略十三篇

琅嬛青囊要

医林类证集要

林氏活人录汇编

罗太无口授三法

芷园素社痎疟论疏

女　　科

广生编

仁寿镜

树蕙编

女科指掌

女科撮要

广嗣全诀

广嗣要语

广嗣须知

孕育玄机

妇科玉尺

妇科百辨

妇科良方

妇科备考

妇科宝案

妇科指归

求嗣指源

坤元是保

坤中之要

祈嗣真诠

种子心法

济阴近编

济阴宝筏

秘传女科

秘珍济阴

黄氏女科

女科万金方

彤园妇人科

女科百效全书

叶氏女科证治

妇科秘兰全书

宋氏女科撮要

茅氏女科秘方

节斋公胎产医案

秘传内府经验女科

儿　　科

婴儿论

幼科折衷

幼科指归

全幼心鉴

保婴全方

保婴撮要

活幼口议

活幼心书

小儿病源方论

幼科医学指南

痘疹活幼心法

新刻幼科百效全书

补要袖珍小儿方论

儿科推拿摘要辨症指南

外　　科

大河外科

外科真诠

枕藏外科

外科明隐集

外科集验方

外证医案汇编

外科百效全书

外科活人定本

外科秘授著要

疮疡经验全书

外科心法真验指掌

片石居疡科治法辑要

伤　　科

正骨范

接骨全书

跌打大全

全身骨图考正

伤科方书六种

眼　　科

目经大成

目科捷径

眼科启明

眼科要旨

眼科阐微

眼科集成

眼科纂要

银海指南

明目神验方

银海精微补

医理折衷目科

证治准绳眼科

鸿飞集论眼科

眼科开光易简秘本

眼科正宗原机启微

咽喉口齿

咽喉论

咽喉秘集

喉科心法

喉科杓指

喉科枕秘

喉科秘钥

咽喉经验秘传

养　　生

易筋经

山居四要

寿世新编

厚生训纂

修龄要指

香奁润色

养生四要

养生类纂

神仙服饵

尊生要旨

黄庭内景五脏六腑补泻图

医案医话医论

纪恩录

胃气论

北行日记

李翁医记

两都医案

医案梦记

医源经旨

沈氏医案

易氏医按

高氏医案

温氏医案

鲁峰医案

赖氏脉案

瞻山医案

旧德堂医案

医论三十篇

医学穷源集

吴门治验录

沈芊绿医案

诊余举隅录

得心集医案

程原仲医案

心太平轩医案

东皋草堂医案

冰壑老人医案

芷园臆草存案

陆氏三世医验

罗谦甫治验案

临证医案笔记

丁授堂先生医案

张梦庐先生医案

养性轩临证医案

养新堂医论读本

祝茹穹先生医印

谦益斋外科医案

太医局诸科程文格

古今医家经论汇编

莲斋医意立斋案疏

医　　史

医学读书志

医学读书附志

综　　合

元汇医镜

平法寓言

寿芝医略

杏苑生春

医林正印

医法青篇

医学五则

医学汇函

医学集成（刘仕廉）

医学集成（傅滋）

医学辩害

医经允中

医钞类编

证治合参

宝命真诠

活人心法（刘以仁）

家藏蒙筌

心印绀珠经

雪潭居医约

嵩厓尊生书

医书汇参辑成

罗氏会约医镜

罗浩医书二种

景岳全书发挥

寿身小补家藏

胡文焕医书三种

铁如意轩医书四种

脉药联珠药性食物考

汉阳叶氏丛刻医集二种